Nathalie Kerneur

Tests de remplissage aseptique en radiopharmacie

Nathalie Kerneur

Tests de remplissage aseptique en radiopharmacie

Élaboration et mise en oeuvre

Presses Académiques Francophones

Impressum / Mentions légales
Bibliografische Information der Deutschen Nationalbibliothek: Die Deutsche Nationalbibliothek verzeichnet diese Publikation in der Deutschen Nationalbibliografie; detaillierte bibliografische Daten sind im Internet über http://dnb.d-nb.de abrufbar.
Alle in diesem Buch genannten Marken und Produktnamen unterliegen warenzeichen-, marken- oder patentrechtlichem Schutz bzw. sind Warenzeichen oder eingetragene Warenzeichen der jeweiligen Inhaber. Die Wiedergabe von Marken, Produktnamen, Gebrauchsnamen, Handelsnamen, Warenbezeichnungen u.s.w. in diesem Werk berechtigt auch ohne besondere Kennzeichnung nicht zu der Annahme, dass solche Namen im Sinne der Warenzeichen- und Markenschutzgesetzgebung als frei zu betrachten wären und daher von jedermann benutzt werden dürften.

Information bibliographique publiée par la Deutsche Nationalbibliothek: La Deutsche Nationalbibliothek inscrit cette publication à la Deutsche Nationalbibliografie; des données bibliographiques détaillées sont disponibles sur internet à l'adresse http://dnb.d-nb.de.
Toutes marques et noms de produits mentionnés dans ce livre demeurent sous la protection des marques, des marques déposées et des brevets, et sont des marques ou des marques déposées de leurs détenteurs respectifs. L'utilisation des marques, noms de produits, noms communs, noms commerciaux, descriptions de produits, etc, même sans qu'ils soient mentionnés de façon particulière dans ce livre ne signifie en aucune façon que ces noms peuvent être utilisés sans restriction à l'égard de la législation pour la protection des marques et des marques déposées et pourraient donc être utilisés par quiconque.

Coverbild / Photo de couverture: www.ingimage.com

Verlag / Editeur:
Presses Académiques Francophones
ist ein Imprint der / est une marque déposée de
OmniScriptum GmbH & Co. KG
Heinrich-Böcking-Str. 6-8, 66121 Saarbrücken, Deutschland / Allemagne
Email: info@presses-academiques.com

Herstellung: siehe letzte Seite /
Impression: voir la dernière page
ISBN: 978-3-8416-2714-8

Zugl. / Agréé par: Caen, Université de Caen, 2013

TABLE DES MATIERES

INTRODUCTION

La radiopharmacie est une activité de pharmacie hospitalière soumise à autorisation (R 5126-9 du CSP) consistant entre autre en la préparation de médicaments radiopharmaceutiques destinés à l'usage parentéral.

Leur préparation répond à deux réglementations : l'une liée à la préparation de médicaments destinés à l'usage parentéral, et l'autre liée à l'utilisation de rayonnements ionisants. Certains points de ces recommandations s'opposent, ce qui amène souvent le radiopharmacien à mettre en place des mesures en faveur de la radioprotection du personnel, du patient et de l'environnement, au détriment de certaines exigences requises pour le maintien de l'état stérile. La validation préalable du procédé de préparation de ces médicaments est donc essentielle afin de démontrer que nos préparations finales répondent aux exigences des préparations pharmaceutiques destinées à l'usage parentéral.

Les Tests de Remplissage Aseptique, décrits dans les Bonnes Pratiques de Fabrication, sont fréquemment réalisés dans les domaines de préparation de nutrition ou de médicaments cytotoxiques, et intégrés dans les procédés de validation. Dans le domaine de la radiopharmacie, ces tests sont rarement conduits par précaution de radioprotection et par difficulté de mise en œuvre.

Ce travail a plusieurs objectifs : d'une part, il s'agit d'apprécier la possibilité de mener des Tests de Remplissage Aseptique de procédé de préparation manuel et de répartition automatisée en radiopharmacie. D'autre part, nos résultats nous offriront un regard critique sur nos pratiques, face à certaines conditions rendant difficile l'obtention d'une préparation stérile.

Dans un premier temps, nous ferons le point sur les recommandations liées aux préparations de médicaments destinés à l'usage parentéral : qualité de la préparation, procédé de préparation, environnement, personnel.

Dans un second temps, nous étudierons les recommandations applicables à la préparation de médicaments radiopharmaceutiques.

Enfin, la troisième partie abordera le procédé de validation de préparation aseptique. En particulier, nous présenterons les Tests de Remplissage Aseptique (TRA) menés dans le service de Radiopharmacie du CHU de Caen. L'élaboration et la conduite de ces tests nous permettra d'atteindre notre premier objectif : l'appréciation de la possibilité des TRA en radiopharmacie.

Enfin, au regard des résultats, nous établirons une analyse de nos pratiques et conclurons sur la problématique de ce travail : « Tests de Remplissage Aseptique en Radiopharmacie : une solution pour la validation du procédé de préparation aseptique ? ».

PREMIERE PARTIE :

Préparations pour usage parentéral

Dans ce chapitre seront traitées les exigences liées aux préparations pour usage parentéral. Les recommandations de la Pharmacopée Européenne et des Bonnes Pratiques seront d'abord abordées, puis les principaux référentiels internationaux seront étudiés. Nous terminerons par l'introduction des notions d'analyse de risque.

1 Pharmacopée Européenne

1.1 Présentation de la Pharmacopée Européenne

La Pharmacopée Européenne est un recueil de normes élaboré par la Direction Européenne de la Qualité du Médicament et des Soins de Santé (DEQM), dans le large domaine étendu des médicaments (nature, composition, production, contrôles, utilisation).

Les normes de la Pharmacopée Européenne sont rendues opposables dans tous les Etats membres (en France par l'article R.5112-2 du CSP) : cela permet l'harmonisation des exigences et des pratiques, garantissant la qualité des médicaments et favorisant la circulation de médicaments entre Etats membres.

La 1ère édition est parue en 1967, suivie d'une succession de plusieurs versions. Au moment de la rédaction de ce mémoire, l'édition numérique 7.07 est en vigueur.

1.2 Préparations pharmaceutiques

Les Préparations Pharmaceutiques sont définies dans la Pharmacopée Européenne comme des « *médicaments, généralement constitués de substances actives éventuellement combinées à des excipients, qui sont*

6

formulés et mis en forme pharmaceutique de façon à être adaptés à l'usage qui en est prévu, si nécessaire après reconstitution, et qui sont présentés dans un récipient approprié, convenablement étiqueté » (1).

Ce processus de fabrication doit respecter les normes liées à la nature du médicament (monographie spécifique) et comprend un système qualité approprié et validé. De même, les substances à usage pharmaceutique (principes actifs et excipients) entrant dans la composition de la préparation pharmaceutique sont conformes aux monographies correspondantes.

La qualité microbiologique est assurée par la formulation de la préparation et par le choix du récipient de conditionnement (critères de choix : usage de la préparation et durée de conservation requise, propriétés du récipient, incompatibilités physico-chimiques entre la préparation et le récipient) (1).

1.3 Préparations pour usage parentéral

Les préparations parentérales sont des « *préparations stériles destinées à être injectées, perfusées ou implantées dans le corps humain ou animal* ». Cette classe regroupe les préparations injectables, les préparations pour perfusion, les préparations à diluer pour injection ou pour perfusion, les poudres pour injection ou pour perfusion, les gels injectables et les implants.

Les propriétés obligatoires requises des préparations injectables sont la stérilité, l'apyrogénicité et dans le cas des solutions, la limpidité.

Elles satisfont ainsi à l'essai de stérilité (exigences des préparations pour usage parentéral), à l'essai des endotoxines ou des pyrogènes (exigences des préparations injectables) et à l'essai de contamination particulaire (exigences des solutions pour usage parentéral) (1).

7

1.3.1 Stérilité

La stérilité de la préparation finale est assurée par le choix de matières premières et articles de conditionnement stériles d'une part, et l'application de procédés de préparation visant à limiter l'introduction et la croissance de micro-organismes d'autre part, le tout dans un environnement maîtrisé.

Certains excipients peuvent avoir une action antimicrobienne, contribuant ainsi au maintien de l'état stérile. Cependant, leur ajout n'est pas toujours possible (cas de dose de volume >15 ml ou de voie d'administration incompatible avec ces excipients), obligeant à des conditionnements unidoses pour pallier au défaut de conservation.

Le conditionnement, étanche et inviolable, assure le maintien de l'état stérile. Les récipients, en verre ou en plastique, autorisent un prélèvement total ou partiel de la préparation pour usage parentéral. L'élastomère des flacons garantit le maintien de l'étanchéité et ne s'effrite pas lors de la percussion par une aiguille.

L'essai de stérilité, selon la Pharmacopée Européenne, consiste en l'ensemencement direct dans des conditions aseptiques de milieux de culture : milieu liquide de thioglycolate et milieu à l'hydrolysat de caséine et de soja. Le volume d'échantillon ensemencé ne doit pas excéder 10% du volume de bouillon de culture.

Les échantillons satisfont à l'essai de stérilité si aucune croissance microbienne n'est observée après 14 jours d'incubation à température donnée (tableau 1) (1).

	Croissance microbienne	Conservation	Température d'incubation
Milieu liquide de thioglycolate	Bactéries anaérobies et aérobies	Conservation 2-25°C à l'abri de la lumière. Ne pas utiliser si coloration rose	30-35°C
Milieu à l'hydrolysat de caséine et de soja	Levures, moisissures et bactéries aérobies	2-25° à l'abri de la lumière	20-25°C

Tableau 1 : Milieux de culture utilisés pour les essais de stérilité (1).

1.3.2 Apyrogénicité

Les préparations injectables doivent être apyrogènes, c'est-à-dire n'occasionnent pas d'hyperthermie après administration. Cette hyperthermie témoignerait d'une réaction inflammatoire résultant de la présence systémique de substances pyrogènes d'origine microbiologique, virale ou minérale. Les endotoxines bactériennes, lipopolysaccharides (LPS) constituant la membrane externe des bactéries gram négatifs, sont les pyrogènes les plus fréquents (plus de 99% des pyrogènes), les plus stables et les plus sévères (des traces d'endotoxines bactériennes peuvent être à l'origine de coagulation intravasculaire disséminée, de syndrome de réponse inflammatoire systémique voire de choc septique, par activation de l'agrégation plaquettaire, du système du complément) (2) .

Selon la Pharmacopée Européenne, l'apyrogénicité est démontrée par l'essai des endotoxines bactériennes ou par l'essai des pyrogènes. Ces essais peuvent être réalisés par des techniques *in vitro* ou *in vivo*.

➢ L'essai des endotoxines bactériennes est un test *in vitro* utilisant un lysat d'amoebocytes de limule, LAL (*Limulus polyphemus* ou

Tachypleus tridentatus). Ce lysat est obtenu à partir de sang de ces arthropodes marins, et coagule au contact d'endotoxines.

La détection et la quantification des endotoxines bactériennes par la technique de LAL peuvent se faire selon 3 techniques :

- o **Gélification** : l'enzyme activée par les endotoxines active une protéine coagulogène qui se dégrade en coaguline et permet la formation d'un gel. Il s'agit d'une technique simple très largement utilisée.
- o **Turbidimétrie** : les produits de dégradation de cette protéine coagulogène, la coaguline et le peptide C, entraînent un trouble quantifiable par spectrophotométrie.
- o **Colorimétrie cinétique** : l'enzyme activée par les endotoxines entraîne la dégradation d'un substrat chromogène incolore en peptide C et en un produit chromogène jaune, quantifiable par spectrophotométrie (1 ; 3).

➤ L'essai de pyrogènes est un test *in vivo* : il consiste en l'injection intraveineuse d'un échantillon de la préparation à 3 lapins sains adultes, mâles ou femelles, pesant plus de 1,5kg et n'ayant pas reçu d'antibiothérapie. Une surveillance rigoureuse de leur température est effectuée au moyen d'un thermomètre (précision 0,1°C) pendant les 3 heures suivant l'injection. La préparation satisfait à l'essai des pyrogènes si la somme des écarts de température observés chez les 3 lapins est inférieure à 1,15°C. Cependant, cet essai ne doit être réalisé qu'en cas d'impossibilité d'essai des endotoxines bactériennes (nécessite justification et autorisation) pour des raisons éthiques et de non supériorité par rapport à l'essai des endotoxines bactériennes (le lapin est moins sensible que l'homme aux endotoxines) (1 ; 4 ; 5).

1.3.3 Limpidité

Les solutions injectables et solutions pour perfusion sont limpides et pratiquement exemptes de particules étrangères (non dissoutes, mobiles et différentes des bulles de gaz). Elles satisfont à l'essai de contamination particulaire. Certains excipients peuvent augmenter la solubilité de la préparation.

La méthode de choix pour la recherche et la quantification des particules non visibles dans les préparations parentérales est l'essai de comptage des particules non visibles par blocage de la lumière. Cet essai est réalisé au moyen d'un appareil étalonné permettant la mesure et le comptage des particules (>10 µm) interceptant un rayon lumineux (1).

1.3.4 Autres qualités requises

Dans la mesure du possible, les préparations injectables répondent à des qualités facultatives, qui améliorent la tolérance et le confort du patient à l'administration :

> **L'isotonie au plasma**, c'est-à-dire l'équilibre de la pression osmotique par rapport aux cellules plasmatiques, afin d'éviter toute plasmolyse ou lyse des hématies.

> **La neutralité**, c'est-à-dire un pH proche du pH physiologique (7.35 – 7.45). Un pH acide ou basique se manifeste d'abord par une douleur à l'injection.

> **L'innocuité**, c'est-à-dire l'absence de toxicité des principes actifs ou des excipients.

11

Ces propriétés peuvent être obtenues par ajout d'excipients permettant par exemple un ajustement de pH ou l'obtention d'une isotonie au sang. Cependant, leur ajout peut s'avérer impossible pour cause d'instabilité ou d'incompatibilités physico-chimiques ou physiologiques.

La Pharmacopée Européenne fixe les qualités requises des préparations pour usage parentéral, ainsi que les contrôles prouvant leur obtention, les Bonnes Pratiques émettent des recommandations concernant les moyens d'atteindre ces qualités (1).

2 Bonnes Pratiques

2.1 Présentation des Bonnes Pratiques

Les Bonnes Pratiques de Fabrication (BPF), transposition des « Good Manufacturing Practices » (GMP), sont un référentiel initié par l'Organisation Mondiale de la Santé (OMS), en 1975, puis repris par la Commission Européenne, dont l'objectif est d'assurer la qualité de fabrication des médicaments dans l'industrie pharmaceutique ainsi que pour la préparation des médicaments expérimentaux.

Par la suite, afin d'étendre ces objectifs de qualité dans les domaines de pharmacie hospitalière et officinale, la Direction des Hôpitaux de France a composé une commission chargée d'établir des nouveaux référentiels (sans équivalent européen à ce jour) ;

> ➢ **Les Bonnes Pratiques de Préparations Hospitalières (BPPH)** ont vu le jour en 1997.

➢ **Les Bonnes Pratiques de Préparation (BPP)** (JORF 12/2007) s'appliquent en particulier aux préparations magistrales et hospitalières de faible série (moins de 300 unités par lot).

En France, les Bonnes Pratiques sont rendues opposables par l'article L5121-5 du Code de la Santé Publique : « *La préparation, l'importation, l'exportation et la distribution en gros des médicaments doivent être réalisées en conformité avec des bonnes pratiques [...]. La dispensation des médicaments doit être réalisée en conformité avec des bonnes pratiques [...]*». L'Agence Nationale de Sécurité du Médicament et des produits de santé, ANSM (succédant à l'Agence Française de Sécurité Sanitaire des Produits de Santé, AFSSAPS (JO 29/12/04/12)) est chargée de s'assurer de leurs applications (L5311-1 du CSP).

Les Bonnes Pratiques (6-9) définissent une préparation comme le « *terme désignant le produit fini* » et la stérilité comme « *l'absence de tout micro-organisme viable*». Une préparation stérile doit ainsi être réalisée dans des conditions limitant le risque de contamination microbienne, particulaire et pyrogène.

Cette maîtrise de la contamination implique des exigences multiples englobant tous les paramètres liés à la préparation, que nous présenterons précisément dans les chapitres suivants :

➢ la qualification des installations et équipements,

➢ la qualité des matières premières et des articles de conditionnement,

➢ la validation et maîtrise des procédés de préparation et de stérilisation,

➢ les contrôles microbiologiques et particulaires de l'environnement,

➤ la formation initiale et continue du personnel.

L'ensemble de ces exigences et paramètres critiques permettent de garantir la stérilité de la préparation, et ainsi de libérer le lot *a priori*. On parle de libération paramétrique, c'est-à-dire, la possibilité de libérer des lots non soumis systématiquement à des essais de stérilité, au regard de la conformité des exigences et paramètres critiques définis.

2.2 La qualification des installations et équipements

2.2.1 Microbiologie de l'air et des surfaces

L'air contient naturellement de nombreux composés biologiques en suspension, les bioaérosols (micro-organismes bactériens, viraux, fongiques et fragments organiques volatils). Ces bioaérosols ne sont jamais libres : ils sont liés à des particules de taille supérieure à 5 micromètres. Selon les tailles et les formes de ces complexes, ils sédimentent ou suivent les mouvements aérauliques.

Les dépôts macroscopiques et microscopiques liés aux activités et à la sédimentation des bioaérosols sont à l'origine de la microbiologie des surfaces. Les micro-organismes peuvent y adhérer, voire former des biofilms (composés de colonies de micro-organismes et de matrice organique, résistants aux désinfectants grâce à leurs forces d'adhérence intense).

La température et l'humidité sont des facteurs influant sur la survie et les déplacements des micro-organismes. Les gradients de température et une hygrométrie faible favorisent les déplacements des bioaérosols, alors qu'une hygrométrie élevée favorise la survie microbienne.

2.2.2 Installations et équipements

La maîtrise de la contamination initiale est primordiale pour la préparation de médicaments stériles : ces préparations, exemptes de micro-organismes viables, doivent être réalisées dans un environnement visant à minimiser le nombre de particules et donc un nombre de micro-organismes réduit au minimum. Cette qualité environnementale est obtenue par la maîtrise des qualités microbiologiques et particulaires de l'air dans des locaux et/ou équipements dédiés : les Zones à Atmosphère Contrôlée (ZAC).

Les Bonnes Pratiques de Fabrication et de Préparation établissent la classification particulaire des ZAC pour la préparation de médicaments stériles (A à D), en fonction des limites autorisées de particules (tableau 2).

Les mesures faites « au repos » sont réalisées dans les locaux/équipements opérationnels, en absence d'opérateurs et après un temps de latence. Les opérateurs sont présents et exécutent leurs pratiques routinières pour les mesures « en activité ». La méthodologie des prélèvements et mesures se fait conformément à la norme EN/ISO 14644-1.

Classe	Au repos		En activité	
	Nombre maximal autorisé de particules par m² de taille égale ou supérieure aux tailles précisées			
	0,5 µm	5 µm	0,5 µm	5 µm
A	3 520	20	3 520	20
B	3 520	29	352 000	2 900
C	352 000	2 900	3 520 000	29 000
D	3 520 000	29 000	Non défini	Non défini

Tableau 2 : Caractéristiques particulaires des différentes zones d'atmosphère contrôlée (6)

La classe particulaire requise dans une zone relève de l'activité à plus haut risque pouvant y être pratiquée :

> Les opérations à haut risque tels que les opérations de conditionnement ou de raccordement aseptiques en système ouvert doivent être réalisées dans des zones de classe A, elles-mêmes inclues dans des zones de classe B.

> Les opérations à moindre risque, telles que les opérations aseptiques en système clos, peuvent être réalisées dans des zones de classe C ou D (6).

2.2.2.1 Locaux

On distingue 3 types de ZAC exigées pour la préparation de médicaments injectables, selon leur usage : la salle propre, le sas d'accès et le local de contrôle.

2.2.2.1.1 Salle propre

Dans la salle propre a lieu le processus de préparation. L'air propre, filtré et soufflé dans la salle à vitesse régulière, suit des trajectoires rectilignes et homogènes. Il balaie ainsi l'intégralité de la zone contrôlée et pousse l'air contaminé vers la sortie.

La classe d'empoussièrement est fixée selon l'activité : les préparations aseptiques en système ouvert sont réalisées en zone de classe A, et les préparations en système clos en zone de classe D.

Le traitement de l'air et le choix de matériaux adaptés sont essentiels à la maîtrise des classes particulaires : ils limitent la génération de particules et bioaérosols, et favorisent leur élimination (6 ; 7).

Paramètres liés au traitement de l'air (6 ; 7 ; 10) :

- o **Une alimentation en air filtré** à travers des systèmes de filtration haute efficacité pour les particules d'air, les filtres HEPA, placés en entrée et sortie d'air et installés conformément à la norme NF EN 1822.

- o **Un renouvellement horaire adapté**. Il s'agit du temps nécessaire à l'installation pour renouveler entièrement l'air de la zone. Ce temps doit être suffisamment court pour éviter les sédimentations particulaires.

- o **Un schéma aéraulique** conçu de manière à limiter les contaminations des préparations et protéger les opérateurs tout en évitant les sédimentations particulaires.

- o **Un contrôle des pressions relatives**. La salle propre doit avoir une pression supérieure aux pièces adjacentes (gradients de 10-15 pascals entre deux pièces). Cette cascade de pression génère des flux d'air, suivis par les poussières et micro-organismes en suspension : ils sont ainsi évacués vers les zones extérieures de pression inférieure. Ces gradients sont surveillés et enregistrés au moyen d'indicateurs de différentiels de pression.

- o **Une humidité relative contrôlée**. Lorsqu'elle est élevée, elle favorise la survie et la multiplication des micro-organismes (air et surface). En revanche, si l'humidité est inférieure à 50%, elle génère de l'électricité statique qui accroit les déplacements des bioaérosols.

- o **Une température uniforme** et confortable pour l'opérateur. Les gradients génèrent les déplacements de bioaérosols.

➢ **Les matériaux** (10)

    ○ **Les sols** doivent être revêtus de matériaux lisses, sans mémoire de forme, étanches et résistants à l'usage fréquent de détergents-désinfectants. Le revêtement est posé de façon à ne former ni angles ni joints, dans lesquels pourraient s'accumuler particules, micro-organismes voire se former des biofilms.

    ○ **Les murs** sont constitués de matériaux lisses, étanches et résistants à l'usage fréquent de détergents-désinfectants. Dans la mesure du possible, ils seront présentés sous forme de panneaux monoblocs. Les joints éventuels entre les panneaux sont lisses et sans relargage de particules.

    ○ **Les portes** battantes sont préférées aux portes coulissantes : ces dernières sont montées sur des rails difficilement nettoyables. Les huisseries doivent être parfaitement intégrées aux murs et sols. Les matériaux des portes et cadres de portes répondent aux mêmes caractéristiques que ceux composant les murs (lisses, étanches et résistants aux détergents-désinfectants). Les éléments vitrés sont intégrés dans les portes et murs.

    ○ **Les plafonds** sont constitués de dalles autoportantes, résistantes et sans relargage de particules. Les dalles et joints doivent être suffisamment résistants pour supporter les différentiels de pression et un entretien régulier aux détergents-désinfectants.

    ○ **Les luminaires** assurent un éclairage suffisant de la zone de préparation. Ils doivent être parfaitement intégrés aux dalles du plafond, par des joints résistants aux détergents-désinfectants et aux différentiels de pression (10).

2.2.2.1.2 Le sas d'accès

Le sas d'accès permet d'accéder à la salle propre, au travers de portes asservies. Ce sas a un rôle primordial dans la maîtrise de contamination particulaire et microbiologique de la ZAC : il sert de vestiaire et de point de lavage des mains avant l'entrée en salle propre (ou uniquement de transfert de matériel pour les sas « passe-plats ») et il peut contribuer à la cascade de pression par leur pression intermédiaire (entre la salle propre et l'extérieur). Il permet ainsi d'augmenter l'amplitude du différentiel de pression. Le sas est soumis aux mêmes règles de nettoyage que celles appliquées dans la ZAC adjacente.

2.2.2.1.3 Les locaux de contrôles

Les locaux de contrôles sont consacrés aux contrôles avant libération du produit fini. Il est recommandé que leur localisation soit indépendante de la zone de fabrication lorsque cela est possible (7).

2.2.2.2 *Equipements*

La préparation aseptique de médicaments stériles a lieu au moyen d'équipements garantissant une haute qualité de l'air au niveau du poste de travail.

On distingue 2 modes de diffusion de l'air :

➢ **Le flux d'air non unidirectionnel** (ou turbulent) : l'air propre, filtré et soufflé dans la zone contrôlée, suit des trajectoires désordonnées et dilue l'air contaminé.

➢ **Le flux d'air unidirectionnel** (ou laminaire) : l'air propre, filtré et soufflé à vitesse régulière, suit des trajectoires rectilignes et homogènes. Il balaie ainsi l'intégralité de la zone contrôlée et pousse l'air contaminé vers la sortie.

Seul le flux d'air unidirectionnel est pris en compte pour les ZAC dans les BPP.

2.2.2.2.1 Les postes de sécurité microbiologique (PSM) (10)

Anciennement nommés hottes à flux laminaire, les postes de sécurité microbiologique sont équipés de flux unidirectionnels homogènes. Ces flux peuvent être horizontaux (protection de la préparation) ou verticaux (protection de la préparation, du manipulateur et de l'environnement). La norme NF EN 12469 – 2000 définit trois classes de PSM :

➢ **PSM de classe I** : enceinte ouverte dans laquelle l'air frontal à hauteur du manipulateur est aspiré et rejeté à distance de celui-ci après passage dans un filtre HEPA. Ces postes ne sont pas adaptés à la préparation de médicaments stériles. Ils peuvent être utilisés pour la mise en culture de bacille de Koch sur milieu sélectif.

➢ **PSM de classe IIA** : enceinte partiellement ouverte en dépression dans laquelle l'air frontal à hauteur du manipulateur est aspiré au niveau du bord avant et rejeté à distance après passage dans un filtre HEPA. Le système est également pourvu d'un flux vertical. Ce type d'enceinte assure la protection du manipulateur et de l'environnement, mais de manière insuffisante pour permettre la préparation de médicaments toxiques.

- o PSM IIA1 : l'air soufflé est composé d'air neuf (30%) et d'air recyclé (70%)
- o PSM IIA2 : l'air soufflé est entièrement composé d'air neuf.

➢ **PSM de classe IIB** : enceinte partiellement ouverte en dépression dans laquelle l'air frontal à hauteur du manipulateur est aspiré au niveau du bord avant et rejeté à distance de celui-ci après passage dans un filtre HEPA. L'air circule de haut en bas avec passage au travers de filtres HEPA à chaque extrémité. Les protections du manipulateur, de la préparation et de l'environnement sont garanties.

- o PSM IIB1 : l'air soufflé est composé d'air neuf (30%) et d'air recyclé (70%).
- o PSM IIB2 : l'air soufflé est entièrement composé d'air neuf.

A titre d'exemple, les PSM de classe II peuvent être utilisés pour la mise en culture de prélèvements biologiques ou de tissus humains.

➢ **PSM de classe III** : enceinte entièrement fermée en dépression ou en surpression dans laquelle le schéma aéraulique est semblable à celui décrit dans les PSM IIB (aussi appelé boîte à gants). La barrière physique constituée par l'enceinte fermée, les flux d'air et la dépression assurent les protections du manipulateur, de la préparation et de l'environnement (adaptés pour la manipulation de germes à risque biologique élevé).

2.2.2.2.2 Isolateur (6 ; 10)

« *L'isolateur est un équipement clos qui n'échange pas d'air non filtré ou de contaminants avec l'environnement adjacent et dont la stérilité est à assurer à l'intérieur. Il réalise une barrière physique étanche entre la préparation, le manipulateur et l'environnement* » (7).

Les isolateurs, pourvus de système de ventilation autonome intégrant des filtres HEPA, sont en surpression par rapport à l'extérieur, excepté pour les préparations de médicaments contenant des substances dangereuses pour le personnel et l'environnement. Ils sont équipés d'un sas de stérilisation par lequel est stérilisé tout élément entrant (médicament, solvant, dispositifs médicaux, etc...). L'état de stérilité peut ainsi être maintenu à l'intérieur de l'enceinte, protégeant les préparations de toutes contaminations extérieures. De même, cet équipement constitue une protection physique pour l'opérateur.

Les BPF recommandent que les étapes à haut risque de contamination lors de la fabrication de médicaments stériles soient réalisées en isolateur d'une manière générale. Les classes particulaires requises dans les équipements et leur environnement sont fonction du risque de contamination lié au procédé de préparation (ou de fabrication) d'une part, et en fonction du risque lié à la nature du médicament d'autre part. En cas de préparation aseptique avec un risque élevé de contamination, la zone préparation doit être de classe A et l'environnement immédiat de classe D (isolateur en surpression) ou de classe B (hotte à flux laminaire). Lorsque le risque de contamination est faible, la zone de préparation requiert une classe A et l'environnement immédiat de classe D (isolateur en surpression) ou de classe C (hotte à flux laminaire) (6 ; 7).

2.2.3 Qualification

La qualification est définie par la norme ISO 9000 : 2005 relative aux systèmes de management de la qualité, comme une « *opération destinée à démontrer qu'un matériel fonctionne correctement et donne réellement les résultats* attendus ».

Outre le choix d'équipements conçus et installés pour limiter le risque de contamination microbienne, particulaire et pyrogène, le pharmacien doit démontrer que ces équipements fonctionnent convenablement, au moyen de qualifications planifiées et réalisées par des organismes extérieurs.

Les BPF définissent différents types de qualification (6 ; 8) :

➢ **La Qualification de Conception** (QC), visant à démontrer que l'installation est conforme au cahier des charges.

➢ **La Qualification de l'Installation** (QI), visant à démontrer que l'équipement est conforme aux spécifications de l'utilisateur et correctement installé.

➢ **La Qualification Opérationnelle** (QO), visant à démontrer que l'équipement fonctionne conformément aux spécifications de l'utilisateur, dans les conditions extrêmes (worst case) et hors activité.

➢ **La Qualification des Performances** (QP), visant à démontrer que l'équipement permet réellement d'atteindre les résultats escomptés dans les conditions extrêmes et en activité (sur produits simulés).

2.3 Qualité des matières premières et des articles de conditionnement

2.3.1 Matières premières

Les matières premières utilisées pour les préparations injectables (principes actifs et excipients) répondent aux spécifications de la Pharmacopée Européenne (1). Elles doivent être conservées conformément à leurs spécifications et à la règlementation, et dans leur conditionnement primaire d'origine jusqu'à la préparation, afin de garantir leurs propriétés physiques, chimiques et microbiologiques.

2.3.2 Articles de conditionnement

Les articles de conditionnement des préparations injectables doivent répondre aux recommandations relatives aux Dispositifs Médicaux Stériles à usage unique : ils doivent être apposés du marquage CE (selon la directive européenne 93/42/CEE relative aux Dispositifs médicaux), garantissant la satisfaction aux exigences essentielles (sécurité d'utilisation, fonctionnalité, pérennité, conditions de protection et de stockage), leur stérilisation selon un procédé validé, et un emballage primaire compatible avec leur entrée en ZAC (relargage contrôlé de particules, pelabilité…). De même, ils seront choisis en fonction de la quantité et la nature des préparations qu'ils conditionneront (il faut tenir compte des interactions contenant/contenu).

2.4 Validation et maîtrise des procédés de préparation

2.4.1 Procédés de préparation de médicaments injectables

Les BPP décrivent 3 procédés de préparation de médicaments stériles (Figure 1) :

> - **la stérilisation terminale** par la chaleur humide, méthode de choix dans les BPF irréalisable pour les préparations magistrales en milieu hospitalier.
> - **la filtration stérilisante** avant remplissage dans le conditionnement terminal, à l'aide d'un filtre stérilisant (0,22 micromètre). Cette méthode nécessite une maîtrise de la contamination microbienne initiale (si celle-ci est trop importante, une pré-filtration est intégrée au procédé).
> - **la préparation aseptique** repose sur l'utilisation de composants et matériels stériles dans une zone à atmosphère contrôlée afin de conserver la stérilité. Il existe deux types de procédé de préparation aseptique :
>   - **la préparation aseptique en système clos** : *« Procédé de répartition aseptique permettant le prélèvement et le transfert d'un produit stérile vers un autre contenant stérile dans lequel les systèmes de fermeture des contenants et le matériel de transfert restent en place pendant toute la durée du processus de transfert, uniquement assuré par une aiguille stérile, une tubulure stérile ou tout autre dispositif de transfert stérile. Le transfert du produit stérile est réalisé de telle manière qu'il ne soit jamais en contact avec*

25

l'environnement. » Ce procédé de préparation est réalisé à partir de matières premières stériles, de préférence conditionnées en flacons à bouchon en élastomère percutable, et au moyen de dispositifs médicaux stériles à usage unique.

o **la préparation aseptique en système ouvert** : tout procédé de préparation aseptique n'étant pas intégralement réalisée en système clos. Une filtration terminale devra être associée pour la garantie d'un produit fini stérile.

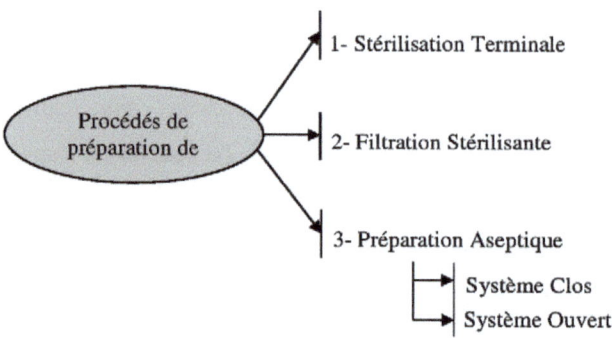

Figure 1 : Procédés de choix pour la préparation des médicaments stériles (6 ; 7)

Les procédés de préparation avec filtration stérilisante ou préparation aseptique engendrent des risques de contamination microbiologique de trois niveaux :

➢ risque « faible » pour les préparations aseptiques en système clos

➢ risque « élevé » pour les préparations en système ouvert

➢ risque inhabituel pour les préparations avec stérilisation terminale : concerne les préparations requérant une période d'attente avant la stérilisation ou une absence de filtration terminale.

2.4.2 Maîtrise et validation

Les procédés de préparation doivent être préalablement validés (validation prospective) et maîtrisés. La validation de procédé est la « *preuve documentée que le procédé, exploité dans le cadre de paramètres établis, est en mesure de fonctionner de manière efficace et reproductible en vue de produire un médicament conforme à ses spécifications et à ses attributs qualitatifs prédéfinis* ».

Elle vise ainsi à démontrer que les paramètres critiques liés à l'activité sont maîtrisés. Les BPF décrivent deux types de validation :

> ➢ **la validation prospective**, effectuée préalablement à la fabrication du médicament
> ➢ **la validation simultanée**, réalisée en cours de production, à titre exceptionnel en cas d'impossibilité de validation prospective.

La validation prospective est à privilégier : il convient donc de réaliser l'ensemble des validations des procédés possibles, dont ceux réalisés en cas de dysfonctionnement du procédé principal (« dégradé »). De ce fait, la maîtrise documentaire est primordiale : chaque validation fait l'objet d'une procédure précise, dans laquelle les résultats attendus sont cités. La décision de validation est officialisée par un document écrit.

Toute validation de procédé de fabrication doit être de préférence prospective et planifiée. Par la suite, les procédés doivent être régulièrement revalidés à fréquences prédéfinies, et toute modification importante portant sur le procédé validé et susceptible d'altérer la qualité du produit fini doit faire l'objet d'une revalidation (maîtrise des changements) (6).

La validation de procédé sera traitée dans la Troisième Partie.

27

2.5 Les contrôles microbiologiques et particulaires de l'environnement

Les appareils de mesure et d'enregistrement permettant les contrôles environnementaux sont conçus et installés de manière à maîtriser les risques de contamination. Ils sont régulièrement étalonnés.

2.5.1 Contrôles microbiologiques

Les BPF recommandent une surveillance microbiologique régulière dans les ZAC, qui nécessite la mise en place et le suivi d'indicateurs :

> Des prélèvements d'air et de surface doivent être réalisés selon une procédure validée par l'établissement. Celle-ci décrit notamment la méthodologie des prélèvements : boîtes de Pétri, géloses de contact ou écouvillonnages, et échantillons volumétriques au niveau de points à haut risque de contamination microbiologique préalablement définis (empreintes de gants, plan de travail, recoins...). Ils sont réalisés par un personnel formé aux opérations de prélèvements. Ils ont lieu « en activité », (sauf les contrôles microbiologiques) après les opérations de validation, de nettoyage et de maintenance (6). Les échantillons sont mis en culture conformément aux recommandations de la Pharmacopée Européenne (1). Les BPF définissent les seuils acceptables de contamination, en fonction de la classe d'empoussièrement et la méthode de prélèvements. L'établissement définit la fréquence des prélèvements en tenant compte de la nature de l'activité et des non-conformités antérieures constatées.

➢ Des tests de simulation du procédé, ou tests de remplissage aseptique doivent être menés deux fois par an en dehors de toute formation initiale de personnel ou de modification de procédé de préparation nécessitant une nouvelle validation. Ces tests seront réalisés selon une procédure validée, développée dans la Troisième Partie.

2.5.2 *Contrôles particulaires*

Les surveillances de particules présentes dans les ZAC sont possibles grâce à un compteur de particules indépendant et/ou unique raccordé à différents points d'échantillonnage. Le choix de ce compteur dépend des possibilités offertes par les locaux et de la taille et la nature des particules susceptibles d'être présentes. La méthodologie de prélèvement est décrite dans la norme EN/ISO 14644-1 relative aux classes d'empoussièrement : l'appareil de prélèvement est étalonné et désinfecté, le nombre de points et les volumes de prélèvements sont définis, l'opérateur est formé aux procédés de prélèvements et porte une tenue vestimentaire sans relargage particulaire.

Les BPF exigent des contrôles particulaires systématiques et « en activité », à fréquence et méthodologie dépendant de la classe d'empoussièrement requise :

➢ Zone de classe A : l'intégralité des étapes critiques et tests de simulation sont soumis aux contrôles particulaires, pendant toute leur durée selon une fréquence définie. Les volumes de prélèvements ainsi que les seuils d'alerte et d'action sont établis et représentent les paramètres d'un système d'alarme. Les points de prélèvement sont déterminés par une analyse de risque préalable.

➢ Zone de classe B : les contrôles particulaires, réalisés selon les mêmes modalités qu'en zone de classe A, peuvent être effectués à fréquence inférieure.

➢ Zones de classes C et D : les modalités de surveillance et seuils d'alerte et d'action dépendent de la nature des activités qui y ont lieu.

Toutefois, les BPP tolèrent des contrôles particulaires au « repos » dans les zones classées de A à D ; elles reconnaissent notamment la difficulté de maîtrise de contamination particulaire « en activité » liée au relargage inévitable de particules et gouttelettes lors de la manipulation des matières premières et articles de conditionnement.

2.5.3 Autres contrôles environnementaux

La pression, la température et l'humidité des ZAC, facteurs influant les déplacements des bioaérosols et par conséquent les contaminations microbiologiques et particulaires, sont soumis à une surveillance constante et un enregistrement permanent.

Les gradients de pression sont mesurés par des manomètres à colonne liquide ou manomètres à affichage digital.

Des thermomètres et hygromètres permettent la mesure des températures et humidités de l'air (10). Ces paramètres sont influencés par les activités et le nombre de personnes présentes dans la pièce, les équipements et éclairages ainsi que les conditions climatiques (NF S90-351).

2.6 La formation initiale et continue du personnel

« *La qualité dépend dans une grande mesure du savoir-faire, de la formation et du comportement du personnel impliqué* » (6).

2.6.1 Comportement et tenue du personnel

Toute personne entrant dans une zone à atmosphère contrôlée doit prendre des précautions relevant des règles d'hygiène et de limite de contamination microbiologique et particulaire ; ces règles intègrent notamment une hygiène personnelle soignée, le port de vêtements propres prévus à cet usage et l'absence de montres et bijoux.

Des précautions supplémentaires sont prises en fonction du classement de la ZAC et de la nature des préparations réalisées :

> ➢ « *Classe D : les cheveux, et le cas échéant, la barbe sont couverts. Un vêtement protecteur normal et des chaussures ou des couvre-chaussures adaptés sont à porter. Des mesures appropriées sont prises en vue d'éviter toute contamination provenant de l'extérieur de la zone d'atmosphère contrôlée.*

> ➢ *Classe C : les cheveux, et le cas échéant la barbe et la moustache sont couverts. Un vêtement constitué d'une veste et d'un pantalon ou d'une combinaison, serré aux poignets et muni d'un col montant, ainsi que de chaussures ou couvre-chaussures adaptés sont à porter. Le tissu ne libère virtuellement pas de fibres ou de particules.*

> ➢ *Classe A/B : une cagoule enferme totalement les cheveux et, le cas échéant, la barbe et la moustache ; cette cagoule est reprise dans le col de la veste ; un masque couvre le visage pour éviter*

l'émission de gouttelettes. Des gants de caoutchouc ou de plastique, stérilisés et non poudrés, ainsi que des bottes stérilisées ou désinfectées sont à porter. Le bas du pantalon est enserré dans les bottes, de même que les manchettes dans les gants. Ce vêtement protecteur ne libère virtuellement ni fibres ni particules et retient les particules émises par l'opérateur » (6).

Le personnel intervenant dans la préparation des médicaments injectables doit recevoir une formation spécifique, être habilité et régulièrement réévalué.

2.6.2 Formation initiale et continue

La compétence du personnel relève avant tout d'un programme validé de formation initiale et continue. Ce programme concerne toutes les personnes travaillant dans la Zone à Atmosphère Contrôlée (manipulateur en électroradiologie médicale, personnel d'entretien, technicien de maintenance...). Il intègre particulièrement :

➢ les recommandations théoriques et pratiques relatives aux risques, dus à la nature des préparations et matières premières, encourus par le patient, le personnel et l'environnement,

➢ l'hygiène et les dispositifs de protection disponibles,

➢ ainsi que les conduites à tenir en cas d'incident.

En plus de cette formation de base, le personnel recevra une formation spécifique à son activité.

2.6.2.1 Formation initiale

Le personnel doit recevoir une formation initiale dont les connaissances résultantes seront évaluées par un responsable. Cette évaluation sera basée sur un système de score, dont les seuils sont clairement préétablis. La validation de cette évaluation aboutira à une habilitation écrite, signée par le formateur et la personne formée, datée et enregistrée.

Seule cette habilitation autorisera la personne à exercer son activité dans la Zone à Atmosphère Contrôlée.

2.6.2.2 *Formation continue*

La formation continue a pour objectif d'actualiser et d'améliorer les compétences du personnel de manière continuelle. Ces séances de formation continue peuvent être internes ou externes à l'établissement de rattachement du personnel, sous forme de réunion, de congrès ou de support ludique.

Après avoir passé en revue les exigences liées à la préparation de médicaments destinés à l'usage parentéral en France, voyons les principales différences avec les recommandations en vigueur dans le monde.

3 Analyse des risques

La Conférence Internationale d'Harmonisation (ICH, International Conference of Harmonisation) élabore des guides relatifs à la qualité des produits pharmaceutiques, dans le but d'obtenir une standardisation mondiale. Le guide ICH Q9, relatif à la gestion du risque qualité et édité en 2005, est repris en grande partie par les Bonnes Pratiques de Fabrication et fait l'objet d'une ligne directrice particulière. Il a pour objectif d'améliorer la conformité aux autres exigences de fabrication (6).

Le risque se définit par « *la combinaison de la probabilité d'apparition d'un dommage et de sa gravité* » (6). Lorsqu'il est imputé à la qualité d'un médicament, il est systématiquement évalué, maîtrisé, communiqué et examiné ; on parle de gestion du risque qualité.

Le procédé de gestion de risque qualité est sous la responsabilité d'une équipe pluridisciplinaire, qui s'assure de sa bonne mise en œuvre. Afin d'améliorer son efficacité et son efficience, le personnel doit être convenablement formé à la gestion de risque qualité. Le procédé de gestion de risque doit garantir l'obtention d'un médicament de haute qualité pour le patient, grâce à des méthodes et outils d'appréciation et de maîtrise des risques potentiels liés aux procédés de fabrication.

La gestion du risque qualité est fondée sur deux principes :

- ➢ L'évaluation du risque qualité repose sur les connaissances scientifiques et est étroitement liée à la protection des patients.
- ➢ Le processus de gestion du risque qualité repose sur le niveau de risque potentiel (degré d'effort, de formalisation et de documentation).

La gestion de risque peut être scindée en deux étapes :

- ➢ **L'appréciation du risque** comprenant l'identification, l'analyse et l'évaluation du risque.
  - ○ L'identification du risque : est systématique et est basée sur un recueil d'informations.
  - ○ L'analyse de risque : estime le risque associé aux dangers identifiés.
  - ○ L'évaluation du risque dont l'objectif est de qualifier et quantifier les risques identifiés.

34

Trois questions peuvent guider l'appréciation du risque :

« Qu'est-ce qui peut mal tourner ?

Quelle est la probabilité que cela tourne mal ?

Quelles seraient les conséquences ? »

➢ **La maîtrise du risque** intègre la prise de décision et les actions mises en place pour ramener le risque à un niveau acceptable.

Quatre questions peuvent aider la maîtrise du risque :

« Le risque dépasse-il un niveau acceptable ?

Que peut-on faire pour diminuer ce niveau de risque ?

Quel est le juste équilibre entre les avantages, les risques et les ressources ?

La maîtrise des risques identifiés génère-t-elle de nouveaux risques ? »

Différentes méthodes permettent l'identification et l'évaluation du risque et l'aide à la prise de décision. Les plus utilisées sont l'Analyse des Modes de Défaillance et de leurs Effets (AMDE), l'Analyse des Modes de Défaillance, de leurs Effets et de leur Criticité (AMDEC), l'analyse de risque et d'opérabilité (HAZard and OPerability study, HAZOP), ou encore l'Analyse des Risques et Maitrise des Points Critiques (Hazard Analysis Critical Control Point, HACCP) (6).

3.1 L'analyse de risque et d'opérabilité (HAZOP)

Il s'agit d'une méthode d'analyse de risques très employée en milieu industriel et axée sur l'installation. Elle ne prend pas en compte les modes de défaillances mais les dérives potentielles liées à l'installation (11).

3.2 L'analyse des risques et maitrise des points critiques (HACCP)

Cette méthode, qui intéressait à l'origine le secteur alimentaire, est beaucoup utilisée en secteur industriel. Il s'agit d'une analyse des risques et des conséquences des dangers liés au processus de fabrication dans son ensemble (préparation, paramètres, risques pour le personnel, transport, etc...). Les résultats de cette méthode permettent une meilleure surveillance des points critiques observés continuellement en cours et après fabrication (6 ; 10 ; 12).

3.3 L'Analyse des Modes de Défaillance et de leurs Effets (AMDE)

Cette méthode implique une bonne connaissance de l'intégralité du processus, qui sera décomposé en sous-processus, plus facilement analysables. Pour chaque sous-processus sont attribués les modes de défaillances possibles, leurs causes et effets à craindre (6).

3.4 L'Analyse des Modes de Défaillance, de leurs Effets et de leur Criticité (AMDEC)

L'AMDEC peut concerner un produit, un moyen ou un processus. Il s'agit d'une étude des risques associés à une non-conformité de l'étape finale du processus, ou produit final. Nous nous intéressons plus particulièrement à l'AMDEC processus. Cette méthode implique également une bonne connaissance du processus dans son intégralité. Ce processus est fractionné en sous-processus pour lesquels une analyse de défaillance et une estimation de la criticité ont lieu. L'indice de Criticité C correspond au produit de la Gravité G, la Fréquence F ou probabilité d'apparition de la défaillance et de la Détectabilité D :

$$C = G \times F \times D$$

L'indice de Criticité C calculé pour chaque sous-processus permet de quantifier les risques relatifs et mettre en place des plans d'action lorsque ces indices dépassent un seuil préalablement fixé. On parle aussi d'indice de niveau de priorité des risques (NPR).

Grâce à sa facilité de mise en œuvre et son approche quantitative, la méthode AMDEC axée sur le processus est très utilisée pour l'étude des risques liés à la fabrication de médicaments (6 ; 12).

Au regard des risques pour le patient engendrés par un produit non stérile, nous nous intéressons davantage à la qualité du produit fini qu'au processus global de fabrication. Par conséquent, nous nous sommes tournés vers la méthode AMDEC.

DEUXIEME PARTIE :

Préparations Radiopharmaceutiques à l'hôpital

1 Pharmacopée européenne

1.1 Notions de radioactivité

L'atome est constitué d'un cortège d'électrons gravitant autour d'un noyau, lui-même composé d'un arrangement de nucléons (protons Z et neutrons N). Lorsque l'on considère le numéro atomique Z, le nombre de masse A, et l'état énergétique de l'atome, on le qualifie de nucléide (figure 2).

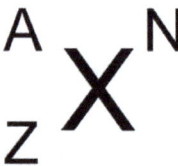

Figure 2 : Représentation symbolique d'un noyau (X = symbole de l'élément)

Certains nucléides sont instables du fait d'un excès de protons (Z), de neutrons (N) ou de nucléons (N + Z). On parle de radioéléments, qui tendent à se transformer spontanément en noyau plus stable. Ce phénomène physique, ou radioactivité, s'accompagne de l'émission de rayonnement(s) ionisant(s) (1 ; 13 ; 14).

1.2 Présentation des Médicaments Radiopharmaceutiques

D'après la Pharmacopée Européenne, *« les préparations radiopharmaceutiques ou produits radiopharmaceutiques sont des médicaments qui, lorsqu'ils sont prêts à l'emploi, contiennent un ou plusieurs radioéléments (isotopes radioactifs), incorporés à des fins médicales ».*

Ces médicaments sont utilisés à visée diagnostique majoritairement (imagerie d'exploration : scintigraphie ou tomographie par émission de positons couplée à la tomodensitométrie (TEP/TDM)) ou à visée thérapeutique à moindre degré (15).

Ils peuvent être prêts à l'emploi ou obtenu par préparation ou radiomarquage, à partir d'un radioélément et d'une trousse. Le radioélément, dans certains cas, est obtenu par un générateur (1).

1.2.1 Générateur ^{99}Mo/^{99m}Tc

On qualifie de générateur radionucléidique « *tout système contenant un radioélément parent déterminé servant à la production d'un radioélément de filiation, obtenu par élution ou par toute autre méthode et utilisé dans un médicament radiopharmaceutique* » (1).

Environ 85% des préparations radiopharmaceutiques (PRP) utilisées en médecine nucléaire conventionnelle (MNC) sont des préparations technétiées. Le technétium-99 métastable (^{99m}Tc) présente un grand intérêt en imagerie nucléaire grâce à sa courte période (6h) et à la possibilité d'obtention extemporanée dans le service de radiopharmacie par un générateur ^{99}Mo/^{99m}Tc. Ce générateur est constitué d'une colonne d'alumine sur laquelle est fixé du molybdène-99 (^{99}Mo), faiblement hydrophile. Le ^{99}Mo, radioélément parent de période 66h, se désintègre en ^{99m}Tc de période 6h (Figure 4). Cet isotope de filiation est très hydrophile : il est élué sous forme d'ions pertechnétate de sodium (^{99m}TcO$_4^-$, Na$^+$) lors du passage de chlorure de sodium stérile (15).

L'éluat obtenu est stérile ; cependant, sa satisfaction à l'essai de stérilité ne peut être conclue avant utilisation du fait de sa courte période. Il permet le radiomarquage des trousses, principalement par réaction de complexation. Le ^{99m}Tc se désintègre en ^{99}Tc dont la période est estimée à 2.10^5 ans (Figure 3) (16).

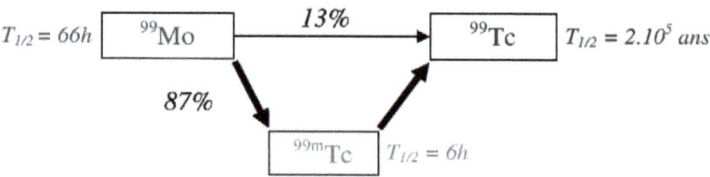

Figure 3 : Désintégration du molybdène-99 (^{99}Mo) et élution d'un générateur ^{99}Mo/^{99m}Tc

1.2.2 Trousse

Une trousse pour préparation radiopharmaceutique, ou vecteur est une *« préparation qui doit être reconstituée et/ou combinée avec des radioéléments dans le produit radiopharmaceutique final, généralement avant son administration »* (1).

Cette combinaison, ou radiomarquage, se fait généralement par réaction de complexation (cas des préparations à base de ^{99m}Tc ou d'indium-111, ^{111}In) (figures 4 et 5). Le vecteur présente des affinités sélectives pour certains organes ou tissus physiologiques : il détermine la destination du médicament radiopharmaceutique (1).

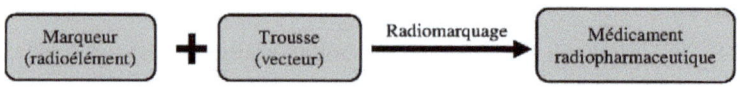

Figure 4 : Principe du radiomarquage

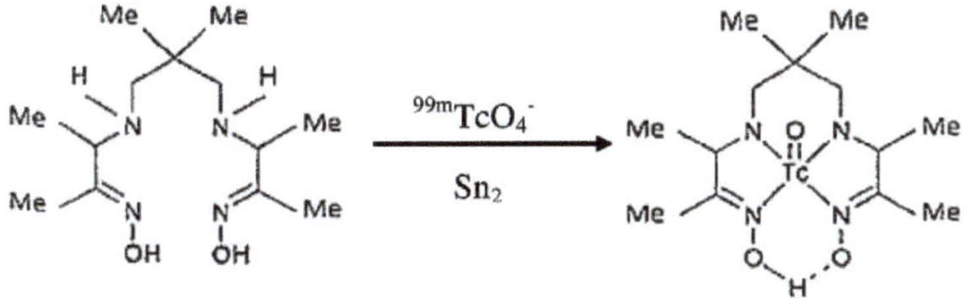

Figure 5 : Exemple de complexation de radiomarquage au technétium-99 métastable : synthèse examétazime-^{99m}Tc (13)

1.2.3 Fluor-18

Le Fluor-18 (^{18}F) est obtenu grâce à un cyclotron permettant une réaction nucléaire de type (p,n) (^{18}O(p,n)^{18}F). Ce radioélément est utilisé pour le marquage de différentes molécules. Les médicaments radiopharmaceutiques obtenus sont utilisés en unité de Tomographie par Emission de Positons (TEP). Le plus fréquent est le ^{18}F-Fludesoxyglucose (^{18}F-FDG), qui permet de repérer des foyers à haute consommation de glucose (tumeurs primaires et secondaires, foyers infectieux, foyers épileptogènes). Sa synthèse, obtenue par substitution nucléophile, est illustrée dans la figure 6 (13 ; 17).

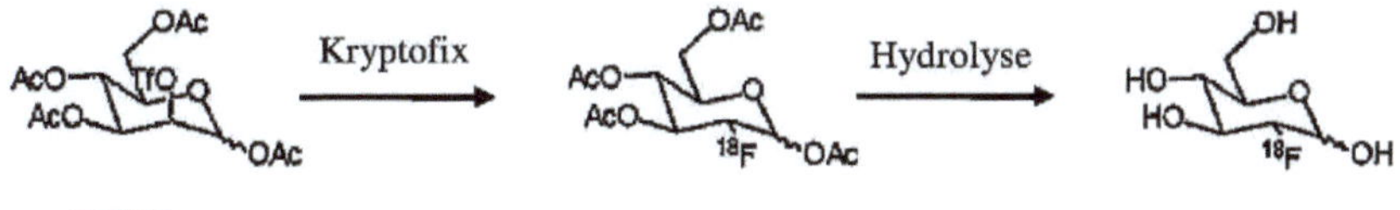

Figure 6 : Exemple de radiomarquage au fluor-18: synthèse de ^{18}F-Fludesoxyglucose (13)

43

1.3 Contrôles qualité des préparations radiopharmaceutiques

Les préparations radiopharmaceutiques font l'objet de contrôles galéniques, physiques, chimiques et microbiologiques (1 ; 13 ; 15 ; 18).

1.3.1 Contrôles galéniques

Les caractères organoleptiques des préparations radiopharmaceutiques doivent être vérifiés visuellement avant libération.

1.3.2 Contrôles physiques

1.3.2.1 Identification des radioéléments

Les radioéléments sont identifiables par leur période radioactive ou demi-vie et par les rayonnements qu'ils émettent. La période approximative des émetteurs gamma à courte demi-vie est calculée à partir des mesures de radioactivité, au moyen d'un appareil approprié et étalonné ;

➢ période radioactive ^{99m}Tc : 6 heures
➢ période radioactive ^{18}F : 110 minutes

Le ^{99m}Tc est émetteur de rayonnement γ, le ^{18}F de rayonnements β^+, identifiables par spectrométrie : obtention de pics d'énergies et d'intensités spécifiques (14 ; 19).

1.3.2.2 Pureté Radionucléidique

La Pharmacopée Européenne définit la pureté radionucléidique (PRN) : *« pour un radioélément donné, rapport, exprimé en pourcentage, de la*

44

radioactivité attribuable à ce radioélément à la radioactivité totale de la préparation radiopharmaceutique ».

Dans les monographies figurent les impuretés radionucléidiques potentiellement présentes dans les médicaments radiopharmaceutiques (MRP), radioéléments différents de celui souhaité, et les limites tolérées de ces impuretés. Leur présence dans la préparation finale entrainerait une irradiation plus importante du patient du fait de leur période radioactive supérieure. Par ailleurs, un marquage à moindre rendement engendrerait des images de qualité inférieure voire ininterprétables, et à sensibilité moindre (faux négatifs) (20). En Médecine Nucléaire Conventionnelle, la PRN est généralement déterminée par spectrométrie gamma. En pratique en milieu hospitalier ;

➤ L'essai de pureté radionucléidique est réalisé sur le premier éluat provenant des générateurs ^{99}Mo/^{99m}Tc. L'impureté recherchée est le ^{99}Mo, radioélément père du ^{99m}Tc dont la présence témoignerait d'un relargage par une colonne d'alumine de mauvaise qualité. Cet essai consiste à mesurer l'activité directe de l'éluat, puis derrière un écran plombé de 6 mm d'épaisseur : le ^{99}Mo émet des rayonnements traversant cet écran, contrairement à ceux émis par le ^{99m}Tc. L'activité mesurée avec l'écran plombé ne doit pas excéder 0.1% de l'activité totale mesurée (sans écran).

➤ L'essai de pureté radionucléidique des spécialités radiopharmaceutiques de ^{18}F-FDG n'est pas réalisé en milieu hospitalier. Toutefois, avant utilisation, le radiopharmacien s'assure de la réception du certificat de conformité de cet essai, mené par le fabricant (21).

1.3.2.3 Radioactivité spécifique

Il s'agit de la « *radioactivité d'un radioélément par unité de masse de l'élément ou de la forme chimique considérée*». La radioactivité spécifique est un paramètre important en imagerie visant à quantifier des récepteurs physiologiques ou pathologiques : toutes les formes chimiques du liant s'y fixeront, mais seules les formes marquées seront observées (compétition entre les formes). Dans ces situations, il importe donc de connaitre la radioactivité spécifique pour l'interprétation des images (14). Elle est calculée à partir de la concentration chimique et de la concentration radioactive (pour les préparations contenant un seul radioélément).

1.3.3 Contrôles chimiques

1.3.3.1 pH

La neutralité, qualité facultative des préparations injectables, n'est pas systématique pour les préparations radiopharmaceutiques. L'absence de neutralité n'est pas contraignante du fait des faibles volumes administrés (le plus souvent inférieurs à 2ml).

Le pH est un indicateur chimique imprécis et non spécifique, mais à ne pas négliger : il garantit la stabilité de la préparation, et peut permettre la détection de préparations non conformes. Les intervalles de pH sont donnés par les monographies spécifiques.

1.3.3.2 Pureté Radiochimique

La Pharmacopée Européenne définit la pureté radiochimique (PRC) : « *pour un radioélément donné, rapport, exprimé en pourcentage, de la radioactivité attribuable à la forme chimique indiquée à la radioactivité totale attribuable à ce radioélément dans la préparation radiopharmaceutique* ».

Les impuretés radiochimiques, correspondant à des formes chimiques autres que le complexe MRP souhaité et contenant le radioélément, figurent dans les monographies spécifiques.

➤ Il s'agit majoritairement de Technétium-99 métastable sous sa forme ionisée ($^{99m}TcO_4^-$ ou « technétium libre ») ou sous sa forme réduite ($^{99m}TcO_2$).

➤ Le dérivé mannose du ^{18}F-FDG et le fluorure-18 sous sa forme ionisée sont les impuretés radiochimiques potentiellement présentes dans les solutions de ^{18}F-FDG. Néanmoins, s'agissant de spécialité radiopharmaceutique prête à l'emploi, l'essai de pureté radiochimique de ^{18}F-FDG est réalisé par le fabricant. Le radiopharmacien s'assure de la conformité de cet essai avant utilisation (17 ; 21).

La présence d'impuretés radiochimiques résulte d'une altération de la réaction de synthèse ou d'une dégradation du MRP (facteurs d'influence : présence d'oxydant ou de réducteur, pH, température, lumière, durant la synthèse ou la conservation). Les impuretés ayant des distributions physiologiques différentes, leur présence dans la préparation finale entrainerait une altération de la qualité de l'image.

La pureté radiochimique peut être déterminée par méthode de séparation analytique, telle que la filtration, l'électrophorèse ou plus fréquemment la chromatographie. En particulier, la Chromatographie sur Couche Mince (CCM) est une technique rapide, fiable et économiquement avantageuse : il s'agit de la méthode de choix en routine. Une goutte de la préparation radiopharmaceutique déposée sur la phase stationnaire migre avec la phase mobile. La radioactivité du chromatogramme est mesurée au moyen d'un radiochromatographe ou, à défaut, d'un activimètre ou compteur gamma (19). Cette méthode révèle les différentes espèces chimiques émettrices du rayonnement considéré (impuretés radiochimiques), séparées grâce à leur Facteur de Rétention (R_f) spécifique (rapport entre la distance séparant le point de dépôt du centre de la tâche et la distance parcourue par le front du solvant à partir du dépôt). Les facteurs de rétention sont fonction de la taille des composés et de leur affinité vis-à-vis de la phase mobile/des différentes phases. Le radiochromatographe est relié à un système informatique d'analyse des pics de radioactivité mesurés : ils sont quantifiés par obtention d'aires sous les pics.

1.3.3.3   Pureté Chimique

Les essais de pureté chimique correspondent à la recherche d'impuretés chimiques non radioactives présentes dans la préparation, hors solvant et excipients. Les limites acceptables de ces impuretés sont précisées dans les monographies s'il y a lieu.

Parmi nos préparations, les impuretés chimiques citées potentielles sont :

> ➤ L'aluminium dans l'éluat, relargué par la colonne d'alumine de générateur $^{99}Mo/^{99m}Tc$.
> ➤ Plusieurs impuretés pour les préparations de 18F-FDG, recherchées par le fabricant, principalement le K222 ou kryptofix (17).

1.3.4 Contrôles microbiologiques

1.3.4.1 Stérilité

Les préparations de médicaments radiopharmaceutiques injectables doivent être réalisées *« dans des conditions visant à exclure toute contamination microbienne et à garantir leur stérilité »* (1).

L'essai de stérilité est considéré comme un *« contrôle qualité supplémentaire de la production en cas de production aseptique »*. Cependant, sa réalisation est reconnue difficile du fait de la taille réduite des lots, de la période courte des radioéléments utilisés et par mesure de radioprotection (1) ;

> ➤ Si le lot ne représente qu'un faible nombre d'échantillons, il peut être dispensé de pratiquer un essai de stérilité.

> ➤ S'agissant le plus souvent de radioélément de courte période, la libération du lot peut avoir lieu avant les résultats de l'essai de stérilité, sous condition que le procédé de fabrication soit validé dans son intégralité (libération paramétrique). Si un temps de décroissance radioactive est nécessaire avant d'effectuer l'essai, les conditions de conservation doivent limiter les risques de faux positifs (contamination microbiologique) et de faux négatifs.

> ➤ Les essais de stérilité peuvent avoir lieu dans les laboratoires d'hygiène, dont les locaux et équipements ne sont pas conformes aux exigences de radioprotection.

Par ailleurs, la Pharmacopée Européenne stipule que toute activité antimicrobienne des échantillons doit être neutralisée avant l'essai de stérilité (1). Cependant, les MRP utilisées en Médecine Nucléaire n'ont pas d'effet antimicrobien prouvé : plusieurs publications mettent en évidence des effets bactériostatiques et bactéricides des rayonnements ionisants (22) et plus particulièrement des rayonnements gamma émis par le ^{99m}Tc (23 ; 24), mais les volumes importants des *inocula* et les activités élevées utilisés dans ces études ne sont pas représentatifs de nos conditions de routine. Il est donc admis que les essais de stérilité peuvent être menés sur les MRP sans neutralisation ni décroissance préalable.

Les essais de stérilité du ^{18}F-FDG sont menés par le fabricant sur tous les lots (17).

1.3.4.2 Endotoxines bactériennes et pyrogènes

Les préparations radiopharmaceutiques, ainsi que les éluats de générateur, doivent satisfaire à l'essai des endotoxines. Ils sont conduits dans des conditions de radioprotection maximales. La limite de l'essai des endotoxines est fixée à 175/V UI/ml (avec V la dose maximale recommandée) dans les monographies de la préparation technétiée de Macroagrégats d'Albumine Humaine et du ^{18}F-Fluorodesoxyglucose. Cet essai n'est pas évoqué dans les autres monographies des préparations technétiées de sestamibi, d'examétazime et de succimère (DMSA).

La sensibilité du lysat d'amoebocytes de limule (LAL) est diminuée en présence de ^{99m}Tc : une différence significative est observée entre les sensibilités des tests LAL en présence et en absence de ^{99m}Tc (4 ; 25). Cela s'explique par une inhibition de la réaction de coagulation de l'essai des endotoxines par le ^{99m}Tc (4). Une sensibilité inférieure des essais LAL, associée au fait que les lots sont libérés avant les résultats, peuvent expliquer qu'ils ne sont pas réalisés en routine. Néanmoins, la Pharmacopée Européenne recommande de mener ces essais sur les préparations radiopharmaceutiques, tolérant une libération de lot antérieure aux résultats (1 ; 15 ; 18 ; 26 ; 27).

L'essai des pyrogènes sur le lapin ne semble pas être altéré par la présence de ^{99m}Tc. Cependant, sa sensibilité reste inférieure à celle du test LAL, avec ou sans ^{99m}Tc (4 ; 28). Il n'est donc pas réalisé en pratique.

1.3.5 Autres Contrôles

1.3.5.1 Limpidité, isotonie et Innocuité

L'isotonie et l'innocuité, qualités facultatives des préparations injectables, sont respectées lorsqu'il s'agit de préparations radiopharmaceutiques grâce au sérum physiologique, seul excipient utilisé. Ces qualités ne nécessitent pas de contrôle.

La conduite de l'essai de contamination particulaire (particules non visibles) témoignant de la limpidité de la préparation n'est pas obligatoire pour les préparations radiopharmaceutiques (1).

1.3.5.2 Contrôle d'étiquetage

La conformité de l'étiquetage du conditionnement primaire des préparations radiopharmaceutiques doit être vérifiée avant libération. Doivent y figurer :

> les mentions conformes aux Bonnes Pratiques de Préparation et au Décret du 29 Octobre 2012 relatif à l'étiquetage des préparations (1 ; 7 ; 8) :
>> o La dénomination de la préparation, le dosage et la forme pharmaceutique

- o Le volume
- o Le numéro de lot et/ou numéro d'enregistrement de la préparation
- ➤ Les mentions propres aux préparations radiopharmaceutiques (1 ; 7 ; 8)
  - o Activité de la dose et date et heure de calibration
  - o Date et heure de péremption
  - o Trèfle normalisé signalant la nature de la préparation

2 Autres Référentiels opposables

Dans ce chapitre, seules les exigences liées à la nature radioactive des préparations radiopharmaceutiques seront évoquées. Elles s'ajoutent aux recommandations liées à leur usage parentéral abordées dans la première partie. En particulier, les chapitres des BPP relatifs aux préparations de médicaments contenant des substances dangereuses pour le personnel et l'environnement d'une part, et aux préparations de médicaments radiopharmaceutiques d'autre part, sont étudiés.

La ligne directrice des BPF traitant de la fabrication des médicaments radiopharmaceutiques ne concerne pas les préparations dans les radiopharmacies des établissements de santé (excepté s'il s'agit de médicaments faisant l'objet d'essai cliniques) (6). Elle comporte toutefois de nombreux points communs avec les BPP.

2.1 Installations et équipements

2.1.1 Locaux

Les locaux techniques liés à la préparation et l'utilisation de médicaments radiopharmaceutiques doivent être indépendants et dédiés à cette activité. Leur conception contribue à la radioprotection du personnel, patient et environnement.

Tous les locaux techniques destinés à la préparation de médicaments contenant des substances dangereuses pour le personnel et l'environnement ont un accès limité et disposent d'une signalisation informative appropriée. Lorsqu'il s'agit de médicaments radiopharmaceutiques, cette signalisation se fait conformément à l'Arrêté du 15 Mai 2006, relatif aux conditions de délimitation et de signalisation des zones règlementées.

Selon les Bonnes Pratiques de Préparation, la radiopharmacie doit disposer de différents types de locaux techniques, consacrés à la livraison, au stockage, à la préparation, aux contrôles des préparations radiopharmaceutiques et à l'élimination des déchets induits :

> - **Un local de livraison**, destiné au dépôt sécurisé des générateurs radioéléments ^{99}Mo/^{99m}Tc et tout autre médicament radiopharmaceutique ou matière première radioactive, livrés en dehors des heures d'ouverture du service.

> - **Des sas d'accès**, permettant au personnel de s'équiper en dispositif de radioprotection (en plus des mesures d'hygiène) avant d'accéder dans les zones à risque telles que le local de préparation.

> - **Un local de stockage,** permettant un stockage moindre dans le local de préparation.

- ➢ **Un local de préparation** ou **laboratoire « chaud »**, lieu de fabrication de la préparation radiopharmaceutique (19). Il est en dépression par rapport aux zones adjacentes, permettant le confinement d'éventuelles particules radioactives en cas d'incident ou d'accident.

- ➢ **Un local de contrôle**, dédié aux contrôles de la qualité des préparations radiopharmaceutiques. Il est recommandé que ce local soit mitoyen du local de préparation, et communique avec celui-ci par un guichet transmural.

- ➢ **Des cuves de décroissance** pour le recueil des effluents radioactifs.

- ➢ **Un local de stockage des déchets radioactifs** ou **local de décroissance,** indépendant et réservé à cet usage (6). Ce local doit être extérieur, couvert, clôturé et balisé. Sa surface est supérieure à 20m². Il accueille les déchets solides et liquides, conformément conditionnés, et dispose d'un système de drainage relié aux cuves de décroissance (Arrêté du 30 octobre 1981). Les déchets radioactifs y sont entreposés pendant une durée variable selon leur période de décroissance.

- ➢ **Un local de documentation** dans lequel sont regroupés les registres réglementaires et les documents relatifs au système d'assurance qualité en vigueur.

Les locaux doivent disposer de vitres et d'interphones, permettant des contacts audio et visuels en permanence. Tout incident ou accident peut ainsi être détecté rapidement, et engendrer la mise en place et l'application de mesures correctives et préventives optimales.

Une source inutilisée doit être stockée dans des conditions la protégeant des risques d'endommagement (incendie) et de vol (système de fermeture à clé) tout en garantissant la radioprotection du personnel et de l'environnement (Arrêté du 15 Mai 2006).

2.1.1.1 Salle propre

Les BPF préconisent de mener une évaluation des risques approfondie lors de la conception des locaux techniques, pour déterminer les paramètres requis (différentiel de pression suffisant, schéma aéraulique, qualité de l'air).

> **Paramètres liés au traitement de l'air**
> o **Le schéma aéraulique** : les circuits de ventilation des locaux techniques destinés à recevoir des substances dangereuses sont indépendants des circuits conventionnels, afin de réduire le risque de contamination environnementale. La recirculation de l'air provenant de ces locaux doit être évitée (Arrêté du 18 décembre 1997).
> o **Le contrôle des pressions relatives** : le local de préparation des médicaments radiopharmaceutiques est en dépression par rapport aux zones adjacentes. Ces différentiels de pression permettent le confinement des particules radioactives en suspension dans l'air : cela limite le risque de contamination environnementale, mais complique la maîtrise de contamination microbienne et particulaire de la préparation. Pour y remédier, le sas d'accès au local de préparation peut constituer un puits de pression (pression inférieure au local de préparation et à l'extérieur, limitant les transferts particulaires, microbiens

et radioactifs entre le local et l'extérieur) (6). Ce système de ventilation en dépression est indépendant (Arrêté du 30 octobre 1981, Arrêté du 18 décembre 1997).

- o **Les filtres HEPA** doivent pouvoir être remplacés avec un risque réduit de contamination.
- o **Le système d'évacuation des eaux** est conçu de manière à minimiser les contaminations environnementales.
- o **Le renouvellement horaire** doit être de 5 renouvellements horaires au minimum dans les locaux de manipulation de sources radioactives (Arrêté du 30 octobre 1981), et 10 renouvellements horaires dans l'Enceinte Blindée Ventilée en Dépression.
- o **L'humidité relative et la température** : pas d'exigences supplémentaires pour ces paramètres (exigences liées à la préparation de médicaments injectables évoquées dans la Première Partie).

➢ **Les matériaux**

Les sols, plafonds, murs, guichet transmural, surfaces de travail et toutes autres surfaces susceptibles d'être en contact avec un médicament radiopharmaceutique, doivent être constitués de matériaux inertes : ni adsorption, ni fixation, ni relargage d'impuretés ne doivent être observés. Outre leur facilité de nettoyage et leur résistance à l'usage régulier de détergents-désinfectants, ces matériaux ne doivent pas être altérés par l'application des protocoles de décontamination (6) (Arrêté du 15 Mai 2006 et Arrêté du 30 octobre 1981).

2.1.1.2 Signalisation

L'Arrêté du 15 Mai 2006 relatif aux conditions de délimitation et de signalisation des zones surveillées et contrôlées et des zones spécialement réglementées ou interdites, compte tenu de l'exposition aux rayonnements ionisants, définit ces dernières comme : « *tout lieu ou espace de travail autour d'une source de rayonnements ionisants, dûment identifié, faisant l'objet de mesures de prévention à des fins de protection des travailleurs contre les dangers des rayonnements ionisants émis par cette source* ».

Le chef d'établissement et la personne compétente en radioprotection nommée (PCR) mènent une étude de risque afin de définir les délimitations des zones réglementées et de déterminer leurs conditions d'accès (Article R4451-18).

Ces zones (bâtiments, locaux ou espaces de travail) doivent être clairement différenciées des locaux ordinaires. (Arrêté 30 octobre 1981) : elles disposent de signalisations adéquates, visibles (éclairage et localisation favorables) et permanentes, sur lesquelles figurent un trèfle normalisé de couleur spécifique (figure 7) (Arrêté du 15 juin 06).

Ces délimitations et signalisations ont pour objectifs d'identifier les dangers, d'informer les usagers sur les conditions d'accès et les équipements de protection individuelle requis (Circulaire DGT/ASN n° 04 du 21 avril 2010).

Figure 7 : Trèfle normalisé devant figurer sur les panneaux de signalisation des zones règlementées

On distingue deux sortes de zones règlementées : les zones surveillées et les zones contrôlées (figure 8) (Article R4451-18).

Les zones surveillées, dans lesquelles :

➤ la dose efficace est supérieure à 1mSv/an dans les conditions normales d'activités,

➤ ou la dose équivalente est supérieure à 1/10e de l'une des limites du tableau 3 (article R. 4451-13 du Code du Travail).

Les signalisations correspondantes sont de couleur gris-bleu.

Extrémités (mains, avant-bras, pieds, chevilles)	500mSv
Peau	500mSv / cm²
cristallin	150mSv

Tableau 3 : Limites de doses équivalentes des différentes parties du corps exposées pendant 12 mois consécutifs (article R. 4451-13 du Code du Travail)

Les zones contrôlées, dans lesquelles :

➤ la dose efficace est de 6 mSv/an dans les conditions normales d'activité,

➤ ou la dose équivalente est supérieure à $3/10^e$ de l'une des limites du tableau 3 (article R. 4451-13 du Code du Travail)

Les zones contrôlées sont marquées par des signalisations vertes, excepté pour les zones spécialement règlementées (Arrêté du 15 Juin 06) :

➤ **Zone jaune** : la dose efficace reçue n'excède pas 2mSv/h, la dose équivalente reçue n'excède pas 50mSv/h au niveau des extrémités (mains, avant-bras, pieds, chevilles), et le débit d'équivalent de dose n'excède pas 2mSv/h pour le corps entier.

➤ **Zone orange** : la dose efficace reçue n'excède pas 100mSv/h, la dose équivalente reçue n'excède pas 2,5Sv/h au niveau des extrémités (mains, avant-bras, pieds, chevilles), et le débit d'équivalent de dose n'excède pas 100mSv/h pour le corps entier.

> **Zone rouge** : la dose efficace reçue excède 100mSv/h, et/ou la dose équivalente reçue excède 2,5Sv/h au niveau des extrémités (mains, avant-bras, pieds, chevilles), et/ou le débit d'équivalent de dose excède 100mSv/h pour le corps entier. Cette zone doit être rendue inaccessible par des dispositifs infranchissables.

Des inscriptions supplémentaires peuvent figurer sur les panneaux de signalisation, telles que la nature du rayonnement d'exposition, mais sans altérer la lisibilité du panneau de signalisation (Arrêté du 15 Juin 06).

A l'intérieur des zones règlementées, les sources radioactives doivent être clairement identifiables par des trèfles normalisés. A proximité sont affichés des protocoles contenant les risques d'expositions externes et internes ainsi que les précautions de manipulations et consignes de sécurité (Article R4451-18).

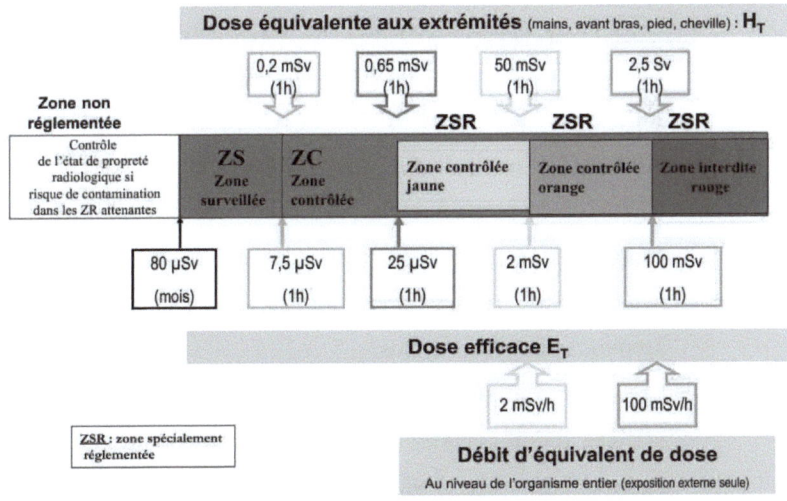

Figure 8 : Délimitation des zones règlementées et spécialement règlementées (installations fixes) (circulaire DGT/ASN n° 04 du 21 avril 2010).

2.1.2 Equipements

2.1.2.1 Nature des équipements

Pour la préparation de médicaments contenant des substances dangereuses, les BPP préconisent d'utiliser un équipement de protection adapté à la nature du danger : « *poste de sécurité microbiologique vertical, isolateur ou tout autre système protégeant les personnes, le produit et l'environnement* ».

La préparation de médicaments radiopharmaceutiques doit être réalisée dans des enceintes blindées limitant l'exposition de l'opérateur et de l'environnement. Le choix du matériau et de l'épaisseur du blindage se fait en fonction de la nature et de l'énergie des rayonnements émis par les radioéléments utilisés (6 ; 7) (Arrêté 30 octobre 1981). Deux types d'équipement sont possibles pour la préparation de MRP (selon le procédé de préparation appliqué) :

> **L'enceinte blindée ventilée en dépression** (EBVD ou « hot cell »), munie de manchettes montées de gants de qualité supérieure. L'intérieur de l'enceinte n'est pas stérile (à la différence d'un isolateur) (6). L'EBVD est équipée d'un filtre HEPA et de piège à iode, permettant des mesures différées de contamination de l'air par de l'iode-131 ou iode-127. (Arrêté 30 octobre 1981). Ce type d'enceinte est utilisé pour les préparations aseptiques en système clos.

> **Le poste de sécurité microbiologique** avec flux laminaire vertical. Il doit disposer d'un système de fermeture (actionné « au repos ») (6). Les PSM de type III sont utilisés pour les préparations aseptiques en système ouvert.

60

Les effluents d'air sont évacués par un système de ventilation indépendant. Les effluents liquides sont évacués dans des éviers reliés aux cuves de décroissance, garantissant la protection environnementale (Arrêté 30 octobre 1981).

Le laboratoire de radiopharmacie doit également être équipé :

> ➤ **d'instruments de mesure d'activité**, ou activimètres, choisis en fonction de la nature des rayonnements émis par les radioéléments utilisés. Le bruit de fond de radioactivité doit être soustrait à chaque mesure d'activité. Toute mesure de radioactivité doit être accompagnée de la date et l'heure de mesure (1).

> ➤ **d'éviers monobloc** avec robinet à commande non manuelle, dont les systèmes d'évacuation sont reliés aux cuves de décroissance.

> ➤ **d'enceintes de stockage** réfrigérées et non réfrigérées, avec système de fermeture sécurisée (à clé) (Arrêté 30 octobre 1981).

2.1.2.1.1   Cas particulier des systèmes informatisés

Les systèmes informatisés, intervenant dans le stockage, la distribution ou le contrôle de la qualité du médicament, sont très présents dans une radiopharmacie. Ces systèmes informatisés doivent être sécurisés et leurs données modifiables seulement par des personnes autorisées (moyens de protection physiques et électroniques). Un document décrit précisément les objectifs et le fonctionnement du système. Des opérations de sauvegarde régulière sont programmées et sécurisées. Les erreurs et dysfonctionnements liés au système doivent être relevées et analysées. De même, aucune interférence de système extérieur ne doit être observée (6).

2.1.2.2 Qualification

L'Institut de Radioprotection et de Sureté Nucléaire (IRSN), qui a intégré l'Office de Protection contre les Rayonnements Ionisants (OPRI) en 2002, remplaçant du Service Central de Protection Contre les Rayonnements Ionisants (SCPRI) est chargé du contrôle des mesures de radioprotection des installations et équipements. Il peut recommander l'utilisation de dispositifs ou d'équipements supplémentaires (Arrêté 30 octobre 1981) (29).

La qualification des installations et équipements dédiés aux préparations de médicaments radiopharmaceutiques a un double objectif : démontrer qu'ils réduisent le risque de contamination de la préparation (particulaire, microbienne et radioactive), et démontrer qu'ils permettent la radioprotection du personnel et de l'environnement.

Les BPF préconisent de déterminer l'étendue des qualifications par une étude de risque.

Les qualifications de ces installations et équipements intègrent les qualifications de conception, d'installation, opérationnelle et de performance.

Concernant les systèmes informatisés, l'atteinte des objectifs doit être démontrée par des contrôles avant leur mise en service (6).

2.1.2.3 Maintenance

Un planning de maintenance préventive des installations et équipements de préparation, de contrôle, de mesure de rayonnement et de radioprotection (dosimètre, contaminamètre, etc...) est établi et suivi. Les programmes d'étalonnages sont compris dans ce planning. Toutes les opérations de maintenance sont enregistrées.

Les installations sont conçues de manière à optimiser la radioprotection et minimiser les contaminations lors des opérations de maintenance (lors du remplacement des filtres par exemple). De plus, une attention particulière doit être portée à la maintenance des systèmes informatisés intervenant dans la fabrication. Ils font l'objet d'accords formels avec les fabricants et autres intervenants extérieurs, dans lesquels sont clairement définies leurs responsabilités (6).

2.2 Qualité des matières premières et des articles de conditionnement

2.2.1 Matières premières

Les matières premières utilisées pour les préparations radiopharmaceutiques seront de préférence des spécialités conditionnées en flacon à bouchon percutable ou avec un dispositif de transfert. En plus de la garantie d'asepsie, elles réduisent le risque de contamination radioactive de la zone de travail et de l'opérateur (6).

2.2.2 Article de conditionnement

Le conditionnement primaire garantit le maintien de la stérilité de la préparation. En revanche, le conditionnement secondaire des préparations radiopharmaceutiques permet la radioprotection du patient, du personnel et de l'environnement : le blindage diminue les rayonnements émis (matériau et épaisseur du blindage adaptés à la nature et à l'énergie du rayonnement) et protège des fuites et bris de flacon. Ces dispositifs de radioprotection sont dédiés à cet usage et facilement nettoyables et décontaminables (usages multiples).

Exemple : protège-flacons, protège-seringues, etc... (6).

2.3 Validation et maîtrise des procédés de préparation

2.3.1 Procédés de préparation des médicaments injectables radiopharmaceutiques

Les BPP décrivent 2 types de procédé de préparation de médicaments radiopharmaceutiques :

> **La filtration stérilisante**, réalisée sous hotte à flux laminaire vertical de classe A, située dans un environnement de classe C.
> **La préparation aseptique** sous ses 2 modalités :
> **Préparation aseptique en système ouvert**, réalisée sous hotte à flux laminaire vertical de classe A, située dans un environnement au minimum de classe C.
> **Préparation aseptique en système clos**, réalisée en enceinte blindée ventilée en dépression (EBVD), située dans une ZAC au minimum de classe D

Les BPP ne tiennent pas compte de la stérilisation finale des préparations radiopharmaceutiques, procédé évoqué dans les BPF.

2.3.2 *Maîtrise et validation*

Les préparations et libérations des médicaments radiopharmaceutiques se font sous la responsabilité d'un radiopharmacien et font l'objet de procédures.

Comme pour les préparations injectables, les procédés de préparation doivent être préalablement validés et maîtrisés. Cependant, la validation des préparations radiopharmaceutiques comporte quelques spécificités supplémentaires liées à leur nature radioactive (6) :

> ➢ Par précaution d'asepsie et de radioprotection, le délai entre la préparation et le conditionnement doit être le plus court possible.

> ➢ Sur chaque poste de travail, les préparations sont réalisées successivement afin d'éviter toute erreur de préparation ou d'étiquetage, et de limiter le risque de contamination croisée radioactive.

> ➢ En plus de sa dénomination et de son numéro de lot, l'étiquetage de la préparation radiopharmaceutique doit comporter le volume, l'activité mesurée en fin de préparation, la date et l'heure de cette mesure, la date et l'heure limites d'utilisation, un trèfle normalisé signalant la nature radioactive de la préparation.(annexe arrêté 15 Mai 2006).

> ➢ Tout transfert de la préparation radiopharmaceutique vers le lieu d'administration se déroule dans des conditions de radioprotection et d'asepsie appropriées.

> ➢ Une préparation non conforme doit être traitée comme un déchet radioactif (identification et isolement en local de décroissance).

Les BPF préconisent de mener une étude de risque afin d'évaluer l'étendue du procédé de validation.

Pour chaque lot de préparation est constitué un dossier de lot comprenant (6) :

➢ La fiche de préparation

➢ La fiche des contrôles

➢ La fiche d'étiquetage

➢ La dénomination de la préparation

➢ La date et l'heure de sa préparation

➢ Les dénominations et lots des générateurs, trousses et autres matières premières utilisées

➢ La date de libération et identification du radiopharmacien responsable.

Des critères d'acceptation sont définis et constituent des paramètres essentiels dans la libération de la préparation (libération paramétrique). Ils regroupent des critères de libération (obtenus par les contrôles qualités et les contrôles environnementaux) et des spécifications de stabilité influençant le stockage et le conditionnement (obtenus dans le résumé des caractéristiques du produit, dans les recommandations du fournisseur et dans la littérature).

2.4 Les contrôles environnementaux

Les qualités particulaires, microbiologiques et radioactives des environnements contrôlés sont surveillées de manière continue. Les valeurs limites des mesures sont fixées lors de la qualification de performance des installations et équipements.

Ces contrôles environnementaux sont enregistrés et représentent un paramètre important dans le processus de libération de la préparation.

2.4.1 Contrôles microbiologiques et particulaires

Excepté le choix d'un compteur particulaire adapté à la détection de particules potentiellement radioactives, les contrôles particulaires et microbiologiques ne présentent pas de spécificité particulière dans les ZAC de radiopharmacie par rapport aux ZAC conventionnelles.

2.4.2 Contrôles de radioactivité

Les locaux doivent disposer au minimum :

> **d'appareils de mesure de débit de dose**, permettant la surveillance continue des zones règlementaires,

> et **de détecteurs portatifs de contamination des surfaces** (contaminamètres), permettant la vérification d'absence de contamination des manipulateurs, du matériel (vérification lors de chaque sortie de zone préconisée) et des locaux (vérification périodique préconisée) (Arrêté 15 Mai 2006).

Ces appareils doivent être adaptés aux rayonnements utilisés et de sensibilité suffisante (Arrêté 30 octobre 1981).

La personne compétente en radioprotection (PCR) organise le contrôle de radioactivité ambiante par des mesures de débits de dose externes, continus ou à fréquences décidées par l'ASN. De manière périodique, ce contrôle est réalisé par un organisme agréé ou par l'Institut de Radioprotection et de Sûreté Nucléaire (IRSN) (article R 231-85 code du travail).

2.5 Le personnel

2.5.1 Tenue du personnel

Les médicaments radiopharmaceutiques sont préparés par une personne qualifiée (préparateur en pharmacie ou autre qualité de personnel spécialisé, tel qu'un manipulateur en électroradiologie médicale ou technicien de laboratoire, sous l'autorité technique du radiopharmacien) (L5123-5 CSP).

Par ailleurs, toute intervention technique dans les zones à risque par du personnel étranger au service a lieu en présence d'une personne formée. Cette intervention est enregistrée.

Il est interdit de manger ou de boire dans les zones règlementées (Article R4451-18). En plus des règles d'hygiènes appliquées dans les ZAC (tenue de travail, ni bijoux, ni maquillage, bonne hygiène générale, lavage des mains), l'introduction de vaisselle, de cosmétiques, de mouchoirs ou autres effets personnels, non indispensables à l'activité, n'est pas recommandée par risque de contamination externe ou interne (arrêté du 15 Mai 2006).

Conformément aux recommandations des médicaments contenant des substances dangereuses pour l'homme et l'environnement (6) :

> ➢ un système d'Assurance Qualité est mis en œuvre pour assurer la protection du personnel et de l'environnement,

> ➢ des kits de décontamination et trousses d'urgence, dont les procédures d'utilisation sont jointes, font l'objet de contrôles réguliers des péremptions. Les kits et dispositifs de décontamination sont placés à la sortie de zone contrôlée (arrêté du 15 Mai 2006),

> les anomalies, incidents ou accidents de manipulation avec irradiation potentielle sont enregistrés par le radiopharmacien responsable et le médecin du travail de l'établissement. S'agissant d'un risque de contamination ou d'irradiation, la déclaration sera également faite à la PCR, et éventuellement à l'Autorité de Sûreté Nucléaire (ASN).

2.5.2 Radioprotection

Les limites annuelles d'exposition aux rayonnements ionisants du public sont fixées par la Commission Internationale de Protection Radiologique (30) et figurent dans le tableau 8. Cependant, des seuils supérieurs sont tolérés pour le personnel exposé aux rayonnements ionisants.

2.5.2.1 Classement de personnel

Le Code du Travail établit une classification du personnel en deux catégories, A et B, selon leur niveau d'exposition aux rayonnements ionisants (tableau 4) (articles R4453-1, R4453-3code du travail) :

> **Catégorie A** : les doses efficaces excèdent 6 mSv/an, et/ou les doses équivalentes sont supérieures au $3/10^e$ des limites annuelles fixées ; c'est-à-dire des doses équivalentes annuelles supérieures à 150 mSv au niveau des extrémités, supérieures à 150 mSv/cm² au niveau de la peau et supérieures à 50mSv au niveau du cristallin.

> **Catégorie B** : le travailleur est exposé aux rayonnements ionisants, mais à des doses inférieures à celles fixées pour la catégorie A.

En cas de situation anormale de travail avec un risque d'exposition exceptionnelle ou situation d'urgence, seul un opérateur de catégorie A peut intervenir (Circulaire DGT/ASN n° 04 du 21 avril 2010). En radiopharmacie, le personnel appartient habituellement à cette catégorie (19).

L'analyse de risque menée par le chef d'établissement et la PCR, permet de déterminer les catégories de classement du personnel, en coopération avec le médecin de la Santé au Travail (Circulaire DGT/ASN n° 04 du 21 avril 2010).

L'intégralité du personnel susceptible d'être exposé aux rayonnements est soumis à un suivi médical renforcé et spécialisé (personnel de maintenance, de nettoyage, de transport des déchets, etc...). Ce suivi comprend notamment une visite médicale annuelle (article R4454-3 du code du travail).

Public	Dose Efficace	<1 mSv	
	Dose Equivalente	Extrémités	50 mSv
		Peau	50 mSv /cm²
		Cristallin	15 mSv
Catégorie B	Dose Efficace	< 6 mSv	
	Dose Equivalente	Extrémités	150 mSv
		Peau	150 mSv/cm²
		Cristallin	50 mSv
Catégorie A	Dose Efficace	6-20 mSv	
	Dose Equivalente	Extrémités	500 mSv
		Peau	500 mSv/cm²
		Cristallin	150 mSv

Tableau 4 : Limites annuelles de doses efficaces et doses équivalentes pour le public et le personnel classé (selon articles R4453-1, R4453-3, R. 4451-13 du Code du Travail) (13)

2.5.2.2 Equipements de protection individuelle

Un équipement de protection individuelle (EPI) est défini comme un « *dispositif ou moyen destiné à être porté ou tenu par une personne en vue de la protéger contre un ou plusieurs risque(s) susceptible(s) de menacer sa santé ainsi que sa sécurité au travail, ainsi que tout complément ou accessoire destiné à cet objectif* » (directive 89/686/CEE). Ils peuvent protéger des risques d'exposition externe (tabliers et gants plombés, etc...) ou des risques d'exposition interne (combinaison d'isolement, etc...), mais ne doivent en aucun cas constituer un risque supplémentaire pour l'usager (par gêne ou manque de dextérité par exemple). Les dosimètres et protège-seringues ne sont pas des EPI, bien qu'ils limitent également l'exposition du personnel (Circulaire DGT/ASN n° 04 du 21 avril 2010).

L'utilisation d'EPI dans les zones requises doit être conforme aux recommandations et fait l'objet de formations spécifiques (article R. 4323-106 du code du Travail).

Ces équipements doivent être ôtés, nettoyés et vérifiés à la sortie de zones (Arrêté 15 Mai 2006).

2.5.2.3 Formations de radioprotection

En plus des formations de travail en ZAC, des séances de formation initiale et continue de radioprotection sont imposées à tout membre du personnel susceptible d'intervenir dans les zones à risque d'exposition aux rayonnements ionisants. Le personnel soignant doit recevoir en plus une formation de radioprotection du patient et de l'environnement (7). Ces formations sont validées et enregistrées par la Personne Compétente en Radioprotection, sous la responsabilité du détenteur de l'autorisation d'utilisation de matières radioactives. Ces formations abordent les risques liés aux rayonnements ionisants et les moyens de radioprotection existants (et notamment le mode d'emploi des dispositifs de radioprotection à disposition) (6).

Les procédures d'urgence à appliquer en cas d'incident ou d'accident touchant une source radioactive (incendie, vol, dispersion source non scellé) sont validées et diffusées au personnel concerné (utilisateurs, personnes chargées d'intervenir, service de Santé au Travail) (Arrêté 15 Mai 2006).

3 Référentiels non opposables

La plupart des règlementations concernant les médicaments ne tiennent pas compte des caractéristiques des médicaments radiopharmaceutiques, et plus particulièrement de leur courte conservation due à leur demi-vie courte, la petite taille des lots et la faible toxicité du produit final (31). Par conséquent, le radiopharmacien est amené à se référer à des référentiels non opposables afin d'assurer des activités de qualité.

L'EANM, European Association of Nuclear Medecine, a élaboré un guide de Bonnes Pratiques de Radiopharmacie (Guidelines on Current Good Radiopharmacy Practice, cGRPP), reconnu et appliqué au niveau européen.

3.1 Installations et équipements

3.1.1 Locaux

Les locaux de préparations et de contrôles sont distincts et dédiés à ces activités.

3.1.1.1 Local de Préparation

Le local de préparation est une Zone à Atmosphère Contrôlée. Le guide cGRPP préconise de réaliser :

> ➢ Les préparations subissant une stérilisation terminale : dans un poste de travail de classe C dans un environnement immédiat de classe D.

> ➢ Les préparations aseptiques en système ouvert : dans un poste de travail de classe A, dans un environnement immédiat de classe C, lui-même dans un environnement de classe D, mais sans exigences de système de fermeture supplémentaire ni de changement de tenue vestimentaire entre ces deux environnements.

Ces recommandations sont comparées aux exigences des BPF dans le tableau 5 : le guide cGRPP n'évoque pas les préparations aseptiques en système clos ; et les BPF n'émettent pas d'exigences de classes particulaires pour l'environnement de 2e ligne. Les paramètres des classes d'empoussièrement des ZAC, et plus particulièrement du poste de travail, doivent être surveillés en permanence (« en activité » et « au repos »).

	Poste de travail		Environnement immédiat		Environnement 2e ligne
	cGRPP	BPF	cGRPP	BPF	cGRPP
Préparations à stérilisation terminale	C		D		
Préparations aseptiques en système ouvert — Isolateur	A	A	C	D	D
Préparations aseptiques en système ouvert — Hotte à flux laminaire (ou PSM)	A	A	C	B	D

Tableau 5 : Classes particulaires requises dans les ZAC, comparaison des préconisations du cGRPP par rapport aux exigences des BPF (6 ; 31)

Des précautions sont prises afin de limiter les perturbations des flux laminaires et les contaminations supplémentaires (particulaires, microbiennes et radioactives), tout en maintenant des conditions optimales de radioprotection (31) :

➢ les personnes présentes « en activité » sont en nombre limité (mais suffisant pour assurer la qualité du procédé)

➢ l'enceinte de préparation n'est pas située dans un endroit de passage

➢ le contenu de l'enceinte (matériels et matière premières) est en quantité minimale

➢ tout matériau entrant dans l'enceinte est désinfecté

➢ les matières premières choisies seront stériles dans la mesure du possible.

3.1.1.2 Local de Contrôle

Le local de contrôle qualité n'est pas obligatoirement une Zone à Atmosphère Contrôlée sur le plan microbiologique et particulaire. Cependant, les recommandations de radioprotection et de contrôles de radioactivité environnementale sont respectées (31).

3.1.2 Equipements

3.1.2.1 Nature des équipements

Les équipements et matériels utilisés doivent permettre de garantir la radioprotection de l'opérateur, tout en préservant les conditions aseptiques. Ils sont dédiés aux activités de radiopharmacie.

Les préparations radiopharmaceutiques sont réalisées en enceintes munies d'un blindage adapté à la radioprotection nécessaire. Elles peuvent aussi avoir lieu dans un automate blindé, dont les qualités de sécurité, fiabilité et de reproductibilité doivent être démontrées (31). Les enceintes blindées ventilées en dépression (EBVD) sont étanches ; l'opérateur accède au poste de travail par des ouvertures avec gants. Il doit pouvoir manipuler aisément et de façon sécurisée le générateur ^{99}Mo/^{99m}Tc et l'activimètre à puits (19).

A l'entrée de la ventilation des enceintes blindées sont montés des filtres assurant le maintien de la classe particulaire requise. Des manomètres installés en amont et en aval des filtres peuvent témoigner de colmatages. L'efficacité et la durée de vie des filtres peuvent être augmentées en les associant à des préfiltres. Les sorties de ventilation sont équipées de filtres à charbon actif pour le piégeage de radioéléments volatils (^{123}I, ^{131}I). Le remplacement des filtres et préfiltres doit être régulier et exécuté par une personne qualifiée (31).

L'activimètre de type puits contenu dans l'EBVD permet les mesures d'activité des préparations en Becquerel. Il peut être relié à un logiciel de gestion des médicaments radiopharmaceutiques. Cet activimètre est étalonné par un organisme extérieur : le LNHB (Laboratoire National Henri Becquerel) (19).

Le radiochromatographe permettant la détermination des puretés radiochimiques des préparations doit être choisi et entretenu de manière à assurer une bonne sensibilité et une résolution spatiale convenable (31).

Les pinces de manipulation sont choisies en fonction du type de rayonnement et de l'activité manipulée. Un bain-marie peut être nécessaire à certaines préparations. Il doit être muni de thermomètre et être régulièrement contrôlé (19).

3.1.2.2 Contrôles et suivis des équipements

Les modalités et la fréquence des contrôles microbiologiques sont déterminées par une analyse de risque. Ces contrôles auront lieu en fin de préparation, avant nettoyage. Leur fréquence sera augmentée devant toute non-conformité (31).

Une qualification est requise tous les ans pour tout équipement intervenant dans la qualité de l'air. Par ailleurs, des tests de remplissage aseptique peuvent être conduits afin de dresser le schéma aéraulique de la ZAC en activité.

Les activimètres font l'objet de contrôles qualité (19 ; 32) :
- Contrôles qualité internes :
  - Initial et réétalonnage :
    - Reproductibilité
    - Fidélité
    - Linéarité
    - Cohérence entre les différents affichages
    - Mesure d'iso-sensibilité

o Quotidiens :

- Zéro électronique, ou signal mesuré à la sortie de l'électromètre en cas de court-circuit.
- Tension de polarisation aux bornes de la chambre puits.
- Mouvement propre, paramètre qui rend compte de la réponse du détecteur à son environnement et d'une éventuelle contamination de la chambre puits.
- Fidélité sur le facteur d'étalonnage de la source constante utilisée : Baryum-133 pour l'activimètre destiné aux mesures de sources de ^{99m}Tc, et Césium-137 pour l'activimètre destiné aux mesures de sources de ^{18}F (périodes physiques respectivement de 10 ans et 30 ans).

o Mensuel :

- Fidélité sur 3 facteurs d'étalonnage pour les 2 sources constantes

➢ Contrôles qualité externes :

o Annuel :

- Contrôles de la présence du certificat d'étalonnage, des sources constantes et de leur certificat d'étalonnage, du matériel nécessaire aux contrôles internes.
- Contrôles des registres (maintenance et contrôles qualité internes).

De même, si une balance est utilisée dans le procédé de préparation, celle-ci doit être étalonnée périodiquement au moyen d'un poids étalon (31).

La température des réfrigérateurs et armoires de stockage des trousses, matières premières et préparations radiopharmaceutiques doit être fréquemment reportée dans un registre. Elle doit être adaptée aux conditions de stabilité et de conservation (19).

3.2 Qualité des matières premières et des articles de conditionnement

Les articles de conditionnement secondaire utilisés disposent d'un blindage en plomb, verre plombé ou tungstène (pot d'élution, protège-flacon). Ils sont choisis en fonction du type de rayonnement manipulé (19).

3.3 Validation et maîtrise des procédés de préparation

3.3.1 Système Assurance Qualité

Il repose sur l'évaluation du risque et permet de concrétiser et renforcer les responsabilités du radiopharmacien, en intégrant les spécifications et recommandations relatives à la préparation et au stockage de préparations radiopharmaceutiques. Pour être efficace et pertinent, le système Assurance Qualité doit donc être régulièrement actualisé (31).

Le système documentaire comprend particulièrement (31) :

> ➢ une procédure de nettoyage et décontamination des équipements,

- ➤ une procédure de protection des équipements contre les contaminations de toute nature
- ➤ un tableau de bord des qualifications et entretiens des équipements et installations.
- ➤ une procédure de conduite à tenir en cas de non-conformité des contrôles de produit fini
- ➤ des protocoles de détermination des puretés radiochimique et radionucléidique
- ➤ une procédure d'élimination des déchets
- ➤ une procédure de production
- ➤ une procédure de contrôle qualité
- ➤ une procédure de mise en quarantaine des lots de préparation non conformes
- ➤ une procédure de stockage des sources non scellées et MRP
- ➤ des protocoles de fabrication de chaque type de préparation radiopharmaceutique.
- ➤ une procédure de libération conditionnelle finale, en cas de dysfonctionnement d'un équipement (dans ce cas, les échantillons doivent toutefois être conservés afin de réaliser des contrôles ultérieurs).

Ces documents, en format papier ou numérique, sont validés et diffusés.

Le dossier de lot, prouvant que toutes les étapes du procédé de préparation ont été réalisées, est complété, daté et signé en fin de préparation (31).

Le dossier de Contrôle Qualité est complété, daté et signé en fin de contrôle. Il contient particulièrement l'identification de la préparation (numéro de lot, date et quantité), les méthodes de contrôle appliquées, les radiochromatogrammes, et les critères d'acceptation préétablis. S'il y a lieu, les résultats hors spécification seront documentés (31).

Les registres, dossiers de lots, dossiers de contrôle qualité et versions antérieures des documents, sont archivés et conservés durant une période imposée par la législation (10 ans pour les registres entrée/sortie de sources non scellées, 5 ans pour les dossiers de lot et de contrôle) (19).

3.3.2 Contrôles du produit fini

3.3.2.1 Contrôles qualité de la préparation

Les méthodes de contrôles et de détermination de puretés radiochimique et radionucléique doivent répondre aux spécifications décrites dans la Pharmacopée Européenne (sensibles, spécifiques, linéaires et reproductibles) et faire l'objet de protocoles (1).

Les contrôles qualité englobent :

> ➤ **Le contrôle des matières premières** : intégrité du conditionnement, étiquetage, conditions de conservation et date limite de conservation. Les radioéléments réceptionnés doivent faire en plus l'objet de mesure du débit de dose (au contact et à un mètre), mesure de l'activité livrée et l'identification du radioélément. Par ailleurs, des contrôles supplémentaires sur les générateurs ^{99}Mo/^{99m}Tc sont exigés par les fournisseurs : caractères organoleptiques, pH et identification radionucléidique. La détermination des puretés radionucléidique et radiochimique est recommandée, celle de pureté chimique est facultative (19).

> **Les contrôles des préparations finies :**

   o Contrôles généraux : caractères organoleptiques, pH, étiquetage

   o Contrôles relatifs au radioélément par spectrométrie gamma (ou compteur à scintillation) : identification, pureté radionucléidique

   o Contrôles relatifs au bon déroulement de la réaction de synthèse : pureté radiochimique, activité spécifique et activité volumique (19).

Il est préférable d'effectuer les contrôles qualité de la préparation indépendamment de la préparation (opérateur, équipement et local) (31).

Le lot de préparation radiopharmaceutique peut être libéré sur conformité de cette série de contrôles (critères de conformités de la Pharmacopée Européenne, détaillés dans le II-1 de cette partie).

3.3.2.2 *Tests microbiologiques*

Les tests de stérilité des préparations radiopharmaceutiques, réalisés le plus tôt possible après la préparation, doivent être conformes à la monographie de la Pharmacopée Européenne (1).

Dans le cas des préparations radiopharmaceutiques, les résultats des tests des endotoxines bactériennes ne sont pas connus à l'injection. S'ils ne sont pas conformes, une analyse de risque et la mise en place de mesures correctives doivent être immédiates (31).

3.3.2.3 Tests de stabilité

La radiolyse pouvant être provoquée par les rayonnements des radioéléments contenus dans les MRP, peut engendrer des modifications chimiques rapides et altérer leur stabilité. Afin de documenter ces stabilités et d'en déduire les conditions idéales de stockage, des tests de stabilité peuvent être mis en place, avec suivi de paramètres de stabilité (apparence de la préparation, pH, pureté radiochimique, etc...). Pour être recevables, ces tests doivent être réalisés sur 3 lots distincts pendant toute la durée de vie du médicament. En pratique, ces tests ne sont pas réalisés en milieu hospitalier : ils sont menés par les fournisseurs qui diffusent les résultats dans les RCP des médicaments (31).

3.4 Les contrôles environnementaux

Avant le début de la préparation (31) :
  - ➢ la pression des ZAC est contrôlée (témoin d'une bonne fonction de la ventilation et de l'intégrité des filtres),
  - ➢ la température du local de préparation vérifiée,
  - ➢ s'il y a lieu, la balance étalonnée,
  - ➢ les activimètres contrôlés,
  - ➢ les derniers contrôles bactériologiques périodiques doivent être conformes.

En cours de préparation, le bruit de fond de radioactivité, la pression et la température doivent être surveillés.

3.5 Le personnel : responsabilités

Le personnel doit être en nombre suffisant pour pouvoir assurer les activités de préparation, de contrôle qualité, tout en évitant les risques de confusion et de contamination croisée. Le guide cGRPP recommande l'intervention d'au moins deux personnes : l'une pour la préparation et l'autre pour les contrôles qualité (« principe des quatre yeux ») (7 ; 31).

4 Problématique des MRP à l'hôpital

La préparation de MRP à l'hôpital présente plusieurs problématiques. En particulier, la principale difficulté est de concilier les recommandations liées à leur qualité stérile avec celles liées à leur nature radioactive (33-35). Les discordances entre ces recommandations nous imposent de faire des choix ; doit-on favoriser le maintien des conditions aseptiques ou les conditions de radioprotection ?

La Pharmacopée Américaine qualifie le risque de contamination microbiologique des préparations radiopharmaceutiques comme faible, argumentant par le travail en système clos, l'utilisation de dispositifs médicaux stériles et à usage unique, le faible volume des doses injectées au patient et la conservation impossible (36 ; 37).

Aucune mention correspondant au faible risque de contamination microbiologique ne figure dans la Pharmacopée Européenne, ni dans les Bonnes Pratiques. Cependant, l'intégralité des textes non opposables tranchent en faveur de la radioprotection. En conséquence, les difficultés rencontrées sont essentiellement liées au maintien des conditions aseptiques :

➢ La zone de préparation doit être en dépression par rapport aux zones environnementales, non favorable au maintien de la stérilité (limite de contamination radioactive externe versus limite de contamination microbiologique de la préparation). De plus, la présence d'un guichet transmural laisse entrer l'air extérieur dans la zone dépressurisée (34).

➢ L'enceinte n'est pas stérile et dépourvue de flux laminaire. Une décontamination efficace de tout matériel entrant est laborieuse (36).

➢ Du fait de leur pouvoir oxydant, les désinfectants à base d'éthanol sont proscrits, (oxydation de l'éluat et altération avec le radiomarquage). Par conséquent, le désinfectant de choix est l'alcool isopropylique, à spectre moins étendu (34).

➢ Les équipements utilisés sont plombés : ce matériau rend le bionettoyage difficile. De même, en cas d'incident, la décontamination radioactive immédiate ne peut être associée à un bionettoyage immédiat (34).

➢ Les protocoles de préparation varient selon les MRP et peuvent être longs et complexes, augmentant le risque de rupture d'asepsie. Par ailleurs, les gants de l'enceinte ne sont pas stériles (34).

➢ Les préparations réalisées ne sont pas des doses unitaires : le septum des flacons est percuté plusieurs fois durant la journée d'activité (34).

➢ S'agissant de préparations radioactives à faibles volumes d'injection : leur conservation est impossible. Leur préparation doit donc être extemporanée et la répartition en seringues unidoses doit être faite au dernier moment.

Tous ces éléments interfèrent avec la maîtrise de contamination microbienne en cours de préparation, rendant indispensable la validation préalable du procédé de préparation aseptique dans le domaine de la radiopharmacie.

TROISIEME PARTIE :

Validation du procédé aseptique des Médicaments Radiopharmaceutiques à l'hôpital

1 Généralités sur la validation

1.1 Validation de procédé

Un procédé (ou processus) correspond à une succession d'étapes, incluant les moyens et les méthodes qui permettent de transformer un élément « entrant » en élément de « sortie ». La fabrication, et plus particulièrement la préparation de MRP, est donc considérée comme un procédé (8).

La validation d'un procédé est définie dans les BPF comme la *« preuve documentée que le procédé, exploité dans le cadre de paramètres établis, est en mesure de fonctionner de manière efficace et reproductible en vue de produire un médicament conforme à ses spécifications et à ses attributs qualificatifs prédéfinis »* (6). La validation a pour objectif de démontrer la maîtrise des paramètres critiques liés à l'activité. Ces paramètres doivent être pertinents et avec des limites préalablement fixées (38).

L'EMA, Agence Européenne du Médicament, distingue deux types de validation dans sa ligne directrice des procédés de validation :

- ➢ le procédé traditionnel de validation, en accord avec les BPF, incluant la description du processus de fabrication, les tests de performances, les critères d'acceptation et la description des contrôles.

- ➢ le processus de vérification continue, dans lequel la qualité de fabrication est suivie et évaluée de manière continue. Cette méthode suggère des études préalables de la complexité du produit et des procédés de fabrication des produits similaires (avec des retours d'expérience) (38).

1.2 Validation du Procédé de fabrication

Comme évoquées dans la Première Partie de ce document, les BPF décrivent différents procédés de fabrication des médicaments stériles : la stérilisation terminale, la filtration stérilisante et, à défaut de ces deux procédés, la préparation aseptique en système clos ou en système ouvert. Dans le domaine de la radiopharmacie, la stérilisation terminale est impossible du fait de l'instabilité du complexe vecteur-marqueur d'une part, et de leur nature radioactive d'autre part : le procédé de choix est donc la préparation aseptique, auquel peut s'ajouter la filtration stérilisante. Dans le service de radiopharmacie du CHU de Caen, toutes les préparations sont réalisées en système clos ; il s'agit du seul procédé abordé dans ce travail.

1.3 Validation du procédé de préparation aseptique

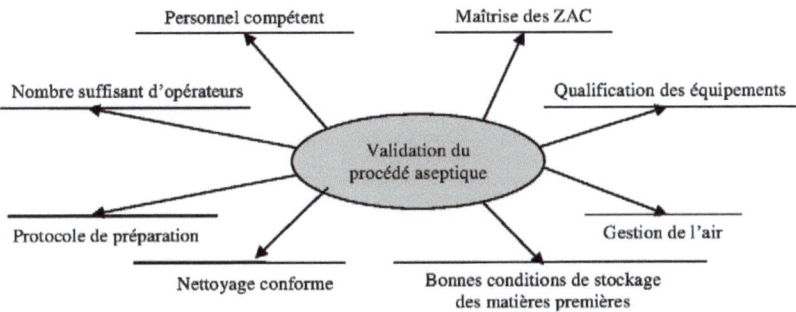

Figure 9 : Paramètres de validation du procédé aseptique

La validation du procédé de préparation aseptique (ou validation du procédé aseptique) est l'apport de preuves montrant que ce procédé s'est bien déroulé en condition d'asepsie, c'est-à-dire en l'absence de micro-organismes. Ces preuves documentées démontrent plus particulièrement le respect de précautions diverses, toutes nécessaires à l'obtention de l'asepsie (Figure 9). Le suivi et la conformité de paramètres critiques, préalablement établis, constituent des preuves documentées. Des exemples sont présentés dans le tableau 6.

Paramètres	Exemples de preuves documentées
Maîtrise des ZAC	Conception des locaux conforme aux recommandations Relevé quotidien de pressions et températures Prélèvements particulaires et microbiologiques air et surfaces réguliers, planifiés, tracés et à résultats satisfaisants Test de Remplissage Aseptique
Qualification des équipements	Qualifications à jour et tracées Test de Remplissage Aseptique
Gestion de l'air	Conception des locaux conforme aux recommandations Relevé quotidien de pressions et températures Taux de renouvellement horaire contrôlé *(annuel)* Prélèvements particulaires et microbiologiques air réguliers, planifiés, tracés et à résultats satisfaisants Test de Remplissage Aseptique
Conditions de stockage des matières premières	Relevé des températures de stockage (réfrigérateur, congélateur, température ambiante) Contrôle visuel avant utilisation et vérification de la date limite d'utilisation
Nettoyage conforme : procédure d'hygiène validées et appliquées	Bionettoyage régulier et tracé Contrôle de l'efficacité du bionettoyage : Prélèvements microbiologiques des surfaces réguliers, planifiés, tracés et à résultats satisfaisants Définition préalable des points de prélèvement (endroits critiques, les plus exposés) *ex : plan de travail, gants, louche de l'activimètre* Contrôles externes et internes tracés Test de Remplissage Aseptique
Compétence du personnel : Formation initiale et continue	Vérification des acquis Habilitation écrite Test de Remplissage Aseptique
Opérateurs	Effectif suffisant (minimum 2, pour préparation et contrôle) Identification conforme
Protocole de préparation	Test de Remplissage Aseptique Contrôle de stérilité du produit fini

Tableau 6 : Exemple de preuves tangibles pour la validation du procédé aseptique (6 ; 34 ; 36 ; 39)

90

Le pharmacien doit tenir compte de l'ensemble des paramètres critiques pour garantir la stérilité de la préparation et ainsi libérer le lot ; on parle de libération paramétrique, applicable aux PRP (6 ; 7) (Arrêté du 10 Octobre 2004).

L'importance de la validation du procédé de préparation des MRP est majorée par les problématiques évoquées dans la Deuxième Partie, et plus particulièrement :

> ➤ le respect des recommandations liées à leur nature radioactive l'emporte sur celles liées au maintien de l'état stérile

> ➤ les lots de préparations sont libérés avant les résultats des essais de stérilité et des endotoxines bactériennes sur la préparation finie (essais non systématiques car difficilement réalisables du fait de la taille réduite des lots).

2 Présentation de l'unité de Radiopharmacie

2.1 Locaux et équipements

2.1.1 Locaux

L'unité de Radiopharmacie est implantée dans le service de Médecine Nucléaire. Elle est constituée de plusieurs locaux : le local de préparation, le local de livraison, le local de stockage et le local de contrôle (figure 11). Le local de préparation, accessible par un sas d'accès, est une zone à atmosphère contrôlée de classe D. Conformément, à l'Arrêté du 15 Mai 2006 concernant la délimitation des zones de travail en matière de radioprotection, ces locaux sont classés comme zone contrôlée : jaune pour le local de préparation, vert pour les autres locaux de radiopharmacie (figure 10).

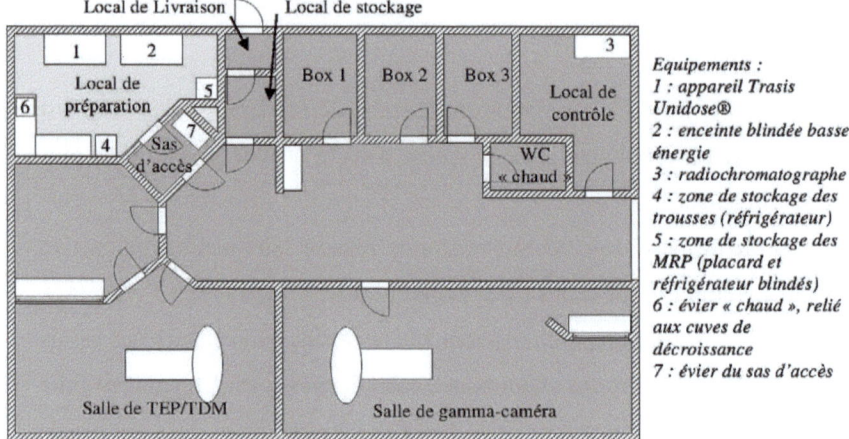

Figure 10 : Plan et zonage des locaux d'un service de Radiopharmacie : zones contrôlées (verte, jaune et orange)

2.1.2 Equipements de préparation / répartition

2.1.2.1 Préparations de MRP de Médecine Nucléaire Conventionnelle

Les préparations des MRP destinées à la Médecine Nucléaire Conventionnelle (MNC) sont réalisées en enceinte blindée ventilée en dépression (EBVD) dans le laboratoire de préparation. Nous disposons d'une enceinte basse énergie MEDISYSTEM® sans flux laminaire ni sas d'entrée pour le matériel. Elle est équipée d'un activimètre MEDISYSTEM MEDI404®. Les opérations de préparation sont assistées informatiquement par le logiciel GERA® (Thélème).

2.1.2.2 Préparations de MRP de Tomographie par Emission de Positons

Les MRP destinés à la Tomographie par Emission de Positons couplée à une tomodensitométrie (TEP/TDM), essentiellement le ^{18}F-Fludesoxyglucose (^{18}F-FDG), ne nécessitent pas de préparation au sein du service de radiopharmacie ; la solution est conditionnée en flacon multidoses à fractionner pour chaque patient. Ce fractionnement a trois objectifs : ajustement de l'activité, obtention d'une solution isotonique et filtration stérilisante (17). Le service est équipé d'un appareil de répartition de doses Trasis Unidose® (Trasis), contrôlé par le logiciel MyUnidose® (Trasis). Il s'agit d'une enceinte haute énergie en dépression munie d'un flux laminaire, assurant une qualité particulaire de classe A au-dessus de la zone de remplissage des doses. L'enceinte possède un sas en dépression (-100 Pa) et de deux ronds de gants permettant des manipulations sans ouverture de l'enceinte (utiles en cas de contamination radioactive de l'enceinte, non utilisés en routine).

Un kit de tubulures stériles et à usage unique est mis en place quotidiennement par un manipulateur formé. Ce kit comprend une rampe 4 robinets, un réservoir, 3 filtres stérilisants et une aiguille. L'appareil délivre la dose du patient dans une carpule, corps de seringue (c'est-à-dire seringue sans aiguille ni piston) stérile, transparente, de volume unique (2.8 ml) et dont l'étanchéité est garantie par un opercule.

2.1.2.3 Systèmes informatisés

Au sein du service de Radiopharmacie, on compte :

- ➤ un logiciel métier permettant la traçabilité de la préparation des MRP, relié à l'activimètre,
- ➤ un système informatique permettant de piloter l'automate de répartition de doses,
- ➤ un logiciel permettant d'exploiter les résultats du radiochromatographe (contrôle qualité de la pureté radiochimique) et la lecture des spectres radiochimiques
- ➤ et des registres divers et ordonnanciers électroniques (sous forme de tableur Excel).

2.2 Entretien et hygiène des locaux et équipements

Le nettoyage du local de préparation et l'enceinte de l'automate Trasis Unidose® (Trasis) est effectué quotidiennement avant l'activité. L'EBVD de Médecine Nucléaire Conventionnelle est nettoyée tous les jours après l'activité. Ces tâches sont accomplies par des Agents des Services Hospitaliers ayant reçu une formation de radioprotection.

Les contrôles microbiologiques et particulaires de l'air sont annuels, et les contrôles microbiologiques des surfaces trimestriels. Dans tous les cas, les fréquences seront augmentées en cas de résultats non conformes.

2.3 Personnel

Les préparations de MNC sont réalisées par un manipulateur en électroradiologie médicale, un technicien de laboratoire ou un radiopharmacien, formés et habilités à cette activité. Les contrôles qualité de ces préparations sont effectués sur chaque préparation par un radiopharmacien.

94

La manipulation de l'automate répartiteur est effectuée par un manipulateur en électroradiologie médicale.

2.4 Préparations Radiopharmaceutiques réalisées

2.4.1 Préparations de Médecine Nucléaire Conventionnelle

Les préparations radiopharmaceutiques indiquées en Médecine Nucléaire Conventionnelle (MNC) et réalisées en routine dans notre service (éluats, oxidronate-^{99m}Tc, DMSA-^{99m}Tc, tetrofosmin-^{99m}Tc et MAA-^{99m}Tc) ou intégrant des particularités dans leur protocole (sestamibi-^{99m}Tc, examétazime-^{99m}Tc et besilesomab-^{99m}Tc), sont listées dans le tableau 7. Les protocoles de préparation consistent en des réactions de complexation entre vecteur et marqueur (^{99m}Tc), élué à partir d'un générateur ^{99}Mo/^{99m}Tc, dans l'EBVD du local de préparation.

DCI	Nom commercial	Radio-élément	PRP	Indications
oxidronate	OSTEOCIS®	^{99m}Tc	oxidronate-^{99m}Tc	Scintigraphie du squelette (zone d'ostéogénèse)
succimère (DMSA)	RENOCIS®	^{99m}Tc	succimère-^{99m}Tc	Scintigraphie rénale statique
tetrofosmin	MYOVIEW®	^{99m}Tc	tetrofosmin-^{99m}Tc	Scintigraphie myocardique de perfusion
macroagrégats d'albumine humaine (MAA)	PULMOCIS®	^{99m}Tc	MAA-^{99m}Tc	Scintigraphie de perfusion pulmonaire et veineuse
sestamibi	STAMICIS®	^{99m}Tc	sestamibi-^{99m}Tc	Scintigraphie de perfusion myocardique et localisation d'adénome parathyroïdien
examétazime	CERESTAB®	^{99m}Tc	examétazime-^{99m}Tc	Scintigraphie de perfusion cérébrale
besilesomab	SCINTIMUN®	^{99m}Tc	besilesomab-^{99m}Tc	Scintigraphie du squelette (zone d'inflammation ou d'infection)

Tableau 7 : Dénominations et indications des préparations radiopharmaceutiques de MNC réalisées en routine (14 ; 40 ; 15) *DCI : Dénomination Commune Internationale. PRP : Préparation Radiopharmaceutique.*

95

2.4.2 Préparation pour la Tomographie par Emission de Positons

L'unique MRP destiné à la TEP/TDM et abordé dans cette étude est le ^{18}F-Fludesoxyglucose (^{18}F-FDG) (tableau 8). Les doses des patients sont distribuées au moyen de l'automate répartiteur Trasis Unidose®(Trasis).

DCI	Nom commercial	Radio-élément	PRP	Indications
Fludesoxyglucose (FDG)	GLUCOTEP®	^{18}F	^{18}F-Fludesoxyglucose (^{18}F- FDG)	Oncologie, neurologie, cardiologie, infectiologie

Tableau 8 : Dénomination et indications du ^{18}F-Fludesoxyglucose (14 ; 40)

3 Analyse de risque des Protocoles de Préparation

3.1 Préparations de Médecine Nucléaire Conventionnelle

3.1.1 Protocoles de préparation

Le tableau 9 synthétise les protocoles de préparations des MRP de MNC considérés, et plus particulièrement les points ayant un rôle dans le risque de contamination microbiologique. Les grandes étapes de ces protocoles sont schématisées dans la figure 11.

	oxidronate-^{99m}Tc DMSA-^{99m}Tc	tetrofosmin-^{99m}Tc	MAA-^{99m}Tc	sestamibi-^{99m}Tc	exametazime-^{99m}Tc	besilesomab-^{99m}Tc
Opérateur	Manipulateur					Radiopharmacien
Préparation poste travail et matières premières	Préparer le poste de travail en disposant la trousse vecteur dans un protège-flacon plombé. Eluer préalablement le générateur de ^{99}Mo/^{99m}Tc					
Marquage	À l'aide d'une aiguille à ponction lombaire rose 18G et d'une seringue de 10ml Luer, prélever dans l'éluat une quantité de ^{99m}TcO$_4^-$;Na$^+$ (pertechnetate de sodium) suffisante. Prélever ensuite une quantité suffisante de sérum physiologique à l'aide d'une aiguille orange 25G sans dépasser un volume final de 10ml. Introduire dans le flacon préalablement désinfecté par une compresse imbibée de chlorhexidine aqueuse, la totalité du volume de la seringue. Pour éviter toute surpression, prélever le même volume de gaz. Agiter par retournement jusqu'à dissolution du lyophilisat.			Ne pas utiliser d'aiguille prise d'air	À l'aide d'une seringue de 10ml, prélever 0,5 à 1GBq de ^{99m}TcO$_4^-$;Na$^+$. Amener à 5ml avec du NaCl 0,9%, injecter ces 5ml dans un flacon. Pour éviter toute surpression, prélever le même volume de gaz. Agiter le flacon 10 sec pour dissoudre la poudre. Après dissolution, injecter 2 ml de solution de chlorure de cobalt dans le flacon (seringue 2,5ml). Pour éviter toute surpression, prélever le même volume de gaz.	À l'aide d'une seringue de 5ml + aiguille 21G, dissoudre le flacon n°2 (jaune) avec 5ml de NaCl 0,9%. Pour éviter toute surpression, prélever le même volume de gaz. Après dissolution, en prélever 1ml avec une seringue de 1ml + aiguille 21G, puis l'ajouter au flacon n°1 (vert). La dissolution se fait en 1 mn. Ne pas retourner le flacon, ne pas agiter. Après dissolution, placer le flacon n°1 dans une protection de plomb et y ajouter, avec une seringue 10ml, 2 à 7ml de ^{99m}TcO$_4^-$;Na$^+$.
Spécificités	Ne pas utiliser d'aiguille prise d'air.	Utiliser une aiguille prise d'air.	Ne pas utiliser d'aiguille prise d'air Agiter par retournement avant tout prélèvement pour remise en suspension des MAA-^{99m}Tc	En fin de marquage, chauffer 10mn dans un bain-marie préalablement porté à ébullition (100°C)		
Conservation	Réfrigérateur Max 8h	Réfrigérateur Max 12 h	Réfrigérateur Max 8h	Réfrigérateur Max 10 h	Réfrigérateur Max 5 h	Température ambiante Max 3 h
Préparation seringue CQ	Prélever, à l'aide d'une seringue 1ml et d'une aiguille appropriée, environ 0,1ml de la préparation. Déposer la seringue dans un protège-seringue plombé et l'étiqueter.					
Préparation seringues nominatives	Préparer dans une seringue de 2,5ml montée d'une aiguille bleue de 25G la quantité de MRP voulue.					

Tableau 9 : Synthèse des protocoles de préparation des MRP les plus utilisés (ne figurent que les points significatifs pour l'analyse de risque) (protocoles du CHU de Caen)

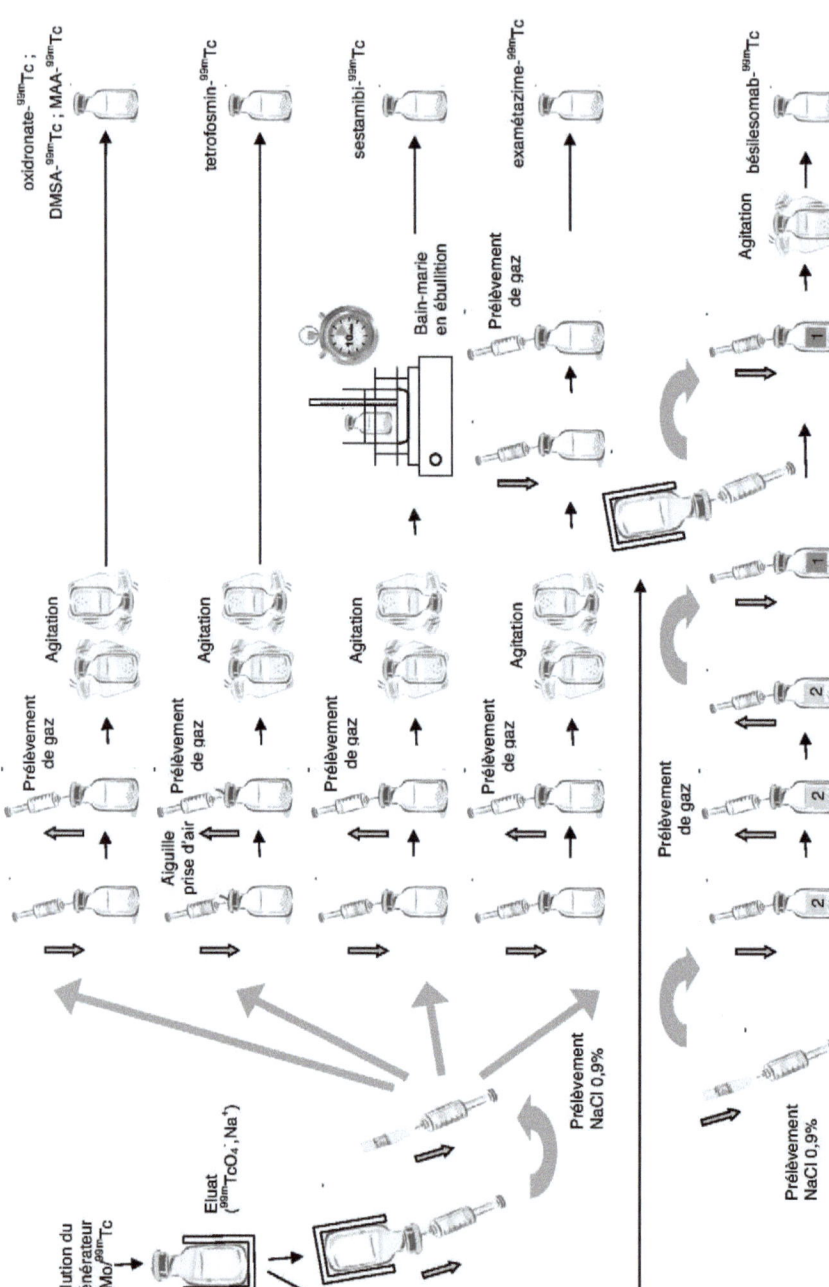

Figure 11 : Schéma simplifié des protocoles de préparation des principaux MRP

98

3.1.2 Analyse de Risque

Afin de déterminer les risques liés aux différents protocoles de préparation, nous utilisons la méthode AMDEC (Analyse des Modes de Défaillance, de leur Effets et de leur Criticité). Comme abordée dans la partie I, cette méthode d'analyse de risque consiste à calculer les indices de criticité à l'aide de l'estimation de la gravité G, de la fréquence F et de la détectabilité D de chaque étape du protocole (sous-processus).

$$C = F \times G \times D$$

La Fréquence F, la Gravité G et la Détectabilité D estimées sont quantifiées grâce aux tables de cotation AMDEC, reprises dans le tableau 10 (41).

Fréquence			Gravité			Détectabilité		
	Probabilité	Indice F		Indice G			Probabilité	Indice D
Inexistante	1/10 000	1	Ennui léger	1		Très élevée	9/10	1
Basse	1/5 000	2-4	Problème systémique léger	2-3		Elevée	7/10	2-3
Modérée	1/200	5-6	Problème systémique majeur	4-5		Modérée	5/10 à 4/10	4-6
Elevée	1/100 à 1/50	7-8	Atteinte mineure du patient	6		Basse	2/10 à 1/10	7-8
Très élevée	1/20 à 1/10	9-10	Atteinte majeure du patient	7		Inexistante	0	9
			Décès du patient	8-9				

Tableau 10 : Tables de cotation AMDEC (41)

Les analyses AMDEC des préparations radiopharmaceutiques de MNC sont détaillées dans les annexes.

Quelques précisions sur ces analyses sont apportées :

➢ Estimation des Fréquences F

La fréquence des risques de faute d'asepsie en cours de préparation est estimée à 5 lorsqu'elles sont réalisées par des manipulateurs d'électroradiologie médicale (probabilité 1/200), et à 7 lorsqu'elles sont réalisées par un radiopharmacien (besilesomab-^{99m}Tc) du fait de leur pratique moins régulière (probabilité 1/100).

Par ailleurs, on estime que le risque de surpression dans le flacon de préparation, pouvant provoquer un jet, est inférieur en cas d'utilisation d'aiguille prise d'air (cas du tetrofosmin-^{99m}Tc : F=3, autres préparations technétiées sans prise d'air : F=5).

La fréquence de dépassement des durées de conservation des préparations, ainsi que la fréquence de dépassement du chauffage au bain-marie, sont évaluées à 3 (durées sécurisées par un message d'alerte sur le logiciel et un minuteur sonore).

Les autres étapes, qui intègrent une manipulation de produit radioactif (prélèvement ou transfert), sont associées à une fréquence de faute d'asepsie de 1/100 (F=7), due à une gestuelle peu précise et rapide. En effet, par mesure de radioprotection, l'opérateur manipule rapidement et au moyen de gants épais (montés sur l'EBVD), de pinces, de protège-seringues et de protège-flacons plombés, ce qui diminue sa dextérité.

➢ Estimation des Gravités G

Les seringues préparées de PRP sont de faibles volumes (1 ml au maximum) : en cas de solution non stérile, l'inoculum demeure faible. Cependant, elles sont administrées par voie intraveineuse chez des patients souvent vulnérables. Au regard du risque de septicémie, de syndrome de réponse inflammatoire systémique (SRIS) voire de choc septique, justifiant une hospitalisation ou prolongation d'hospitalisation du patient, la gravité imputée à l'injection d'une préparation non stérile est estimée à 7 (« atteinte majeure du patient »). L'efficacité des antibiothérapies en règle générale justifie que le stade 8-9 (« décès du patient ») ne soit pas retenu, malgré la morbidité élevée des situations les plus graves.

➢ Estimation des Détectabilités D

Les patients de Médecine Nucléaire sont majoritairement ambulatoires. Par ailleurs, une grande partie des patients en cours d'hospitalisation proviennent d'autres Centres Hospitaliers. En conséquence, le suivi des patients après injection est laborieux, et les éventuels syndromes fébriles résultant d'injections de préparations non stériles sont difficilement répertoriables (D=7) (34).

En revanche, la durée de conservation des préparations au-delà des limites de stabilité recommandées est facilement détectable (D=3).

➢ Résultats

Nous avons additionné les indices de Criticités C calculés pour chaque étape des protocoles de préparations (produit de F, G et D) afin de déterminer un indice final ($\sum$C) (tableau 11). Les $\sum$C obtenus ont permis d'établir deux types de préparation :

- o Les préparations à faible risque de contamination microbiologique : oxidronate-^{99m}Tc, DMSA-^{99m}Tc, tetrofosmin-^{99m}Tc, et MAA-^{99m}Tc.
- o Les préparations à haut risque de contamination microbiologique : sestamibi-^{99m}Tc, examétazime-^{99m}Tc et besilesomab-^{99m}Tc.

Les $\sum C_{max}$ sont obtenues par addition des indices C maximaux :

$\sum C_{max} = F_{max} \times G_{max} \times D_{max} \times$ nombre de sous-processus *(=10 x 9 x 9 x nombre de sous-processus).*

Préparations	$\sum C$	$\sum C_{max}$	Risque de contamination microbiologique
oxidronate-^{99m}Tc	2170	6480	« FAIBLE »
DMSA-^{99m}Tc	2170	6480	
tetrofosmin-^{99m}Tc	2072	6480	
MAA-^{99m}Tc	2170	6480	
sestamibi-^{99m}Tc	2317	7290	« HAUT »
examétazime-^{99m}Tc	2660	8100	
besilesomab-^{99m}Tc	2807	8910	

Tableau 11 : Somme des criticités déduites des analyses AMDEC des risques de contamination microbiologique liés aux protocoles de MNC

3.2 MRP pour la TEP/TDM

3.2.1 Protocoles de répartition des doses de ^{18}F-Fludesoxyglucose (^{18}F-FDG)

La solution de ^{18}F-Fludesoxyglucose (^{18}F-FDG) est livré prête à l'emploi au service de radiopharmacie, en flacon multidoses muni de « flip-off » (1 flacon pour 6-7 patients). Le flacon est protégé par un container de plomb. Le fractionnement des doses de patients se fait au moyen de l'enceinte de répartition de doses Trasis Unidose® (Trasis). Le tableau 12 présente les étapes du protocole de répartition de doses.

Mise en place du kit	étape manuelle	Mise en place du kit de tubulure et d'une poche de sérum physiologique de 50 ml par le manipulateur.
Mise en place du flacon multidoses	étape manuelle	Positionnement du container dans la logette de l'appareil Trasis Unidose® (Trasis) et ouverture du container Retrait du « flip off » du flacon multidoses et désinfection du septum avec une lingette désinfectante tenue au bout d'une pince. Abaissement manuel de l'aiguille du kit par un levier puis percussion du septum.
Prélèvement du flacon multidoses	étape automatisée	Transfert de la totalité de ^{18}F-FDG dans le réservoir du kit (placé dans un activimètre).
Sélection du patient	étape manuelle	Sélection informatique du patient par le manipulateur.
Préparation des doses de patients	étape intégralement automatisée	L'automate prélève la dose prescrite (en tenant compte de la décroissance radioactive) dans le réservoir. La dose subit une filtration stérilisante (0.22µm) et est conditionnée en carpule stérile, dans une atmosphère de classe A. La carpule est pesée par une balance étalonnée (corrélation de la dose prélevée à la concentration radioactive théorique), complétée à 2,8ml par du sérum physiologique, et délivrée après un dernier contrôle d'activité, dans un dispositif de radioprotection réutilisable (« chope »).
Administration	étape manuelle	Connection d'un vacutainer stérile et à usage unique à la carpule, et injection au patient au moyen d'un piston amovible.

Tableau 12 : Etapes du protocole de répartition des doses de ^{18}F-FDG, avec l'appareil de répartition de doses Trasis Unidose® (Trasis)

3.2.2 Analyse de Risque

Une analyse AMDEC du risque de contamination microbiologique a été menée sur le protocole de préparation des doses de ^{18}F-FDG, en suivant une méthodologie similaire à celle évoquée pour les préparations de MNC.

Quelques précisions sur ces analyses sont apportées :

> ➤ Estimation des Fréquences F

La fréquence des risques de fautes d'asepsie lors de la mise en place du kit est estimée à 5 (« modérée » ou probabilité 1/200), malgré plusieurs cas de matériovigilance notifiés, dus à des filtres stérilisants cassés voire absents. Cependant, l'automate détecte ces anomalies avant de débuter l'activité.

Néanmoins, ces risques sont plus importants lors de l'installation du flacon multidoses dans sa logette (fréquence « très élevée » 1/20, F=9) : cette étape, fortement irradiante, engendre des gestes rapides et peu précis, et plusieurs cas de dysfonctionnement du levier d'abaissement de l'aiguille ont été relevés.

Lors de la préparation automatique des doses, la fréquence du risque de faute d'asepsie est qualifiée de « basse » (F=3) car l'appareil est capable de déceler les non-conformités telles qu'un déclassement de la zone de remplissage (classe A).

> Estimation des Gravités G et des Détectabilités D

Comme pour les protocoles des préparations de MNC, les indices G et D sont respectueusement évalués à 7 (« atteinte majeure du patient » et « probabilité basse de détection »).

> Résultats

Les résultats de cette analyse de risque figurent en fin des documents annexes. Le risque total de contamination microbiologique est déterminé par le calcul de l'indice final $\sum C$ (somme des criticités C des différentes étapes) (tableau 13) ;

Préparations	$\sum C$	$\sum C_{max}$
18F-Fludesoxyglucose	1078	3240

Tableau 13 : Somme des criticités déduites des analyses AMDEC des risques de contamination microbiologique liés à la préparation de doses de ^{18}F-FDG

Bien que les protocoles de MNC et de TEP/TDM analysés soient totalement différents (protocoles de préparations manuelles en enceinte non stériles versus protocole de préparation de doses automatiques en classe A), la méthodologie similaire des analyses AMDEC nous autorise à conclure à un risque de contamination microbiologique inférieur avec l'appareil de répartition de doses Trasis Unidose® (Trasis) (tableaux 11 et 13).

4 Tests de Remplissage Aseptique

4.1 Définition

Le Test de Remplissage Aseptique (TRA) est un test au cours duquel le procédé de préparation aseptique est intégralement simulé avec des milieux de culture, en reproduisant les conditions extrêmes du procédé ou « worst case ». L'objectif de ce test est de mettre en évidence des erreurs de protocole ou de manipulation, témoignant d'un risque de libérer des préparations non stériles (42 ; 43).

Le TRA (ou Media Fill Test) ne constitue pas à lui seul la preuve documentée de la validation du procédé aseptique, mais plutôt une étape finale de la validation (43). Il peut contribuer à valider les compétences du personnel, mais aussi la maîtrise de la ZAC, les équipements, la gestion de l'air et le nettoyage efficace (tableau 6).

Un TRA est déclaré satisfaisant sur conformité des échantillons à l'essai de stérilité décrit dans la Pharmacopée Européenne, réalisé selon le même procédé (1 ; 6 ; 9). Cet essai consiste en l'ensemencement direct dans des conditions aseptiques de milieux de culture : milieu liquide à l'hydrolysat de caséine et de soja (Trypticase Soja, TS) et milieu de thioglycolate (TG) suivi de leur incubation pendant 14 jours respectivement à 20-25°C et 30-35°C. Des témoins positifs et négatifs complètent les tests (tableau 14).

Milieux	Abréviation	Spectre	Température d'incubation	Durée d'incubation
Trypticase Soja	TS	Levures, moisissures et bactéries aérobies	20-25°C	14 jours
Thioglycolate	TG	Bactéries anaérobies et aérobies	30-35°C	14 jours

Tableau 14 : Essai de stérilité selon la Pharmacopée Européenne (1)

4.2   Validation des TRA

Les TRA font d'abord l'objet d'une validation initiale : la conformité du TRA est conclue devant 3 lots consécutifs satisfaisant à l'essai de stérilité.

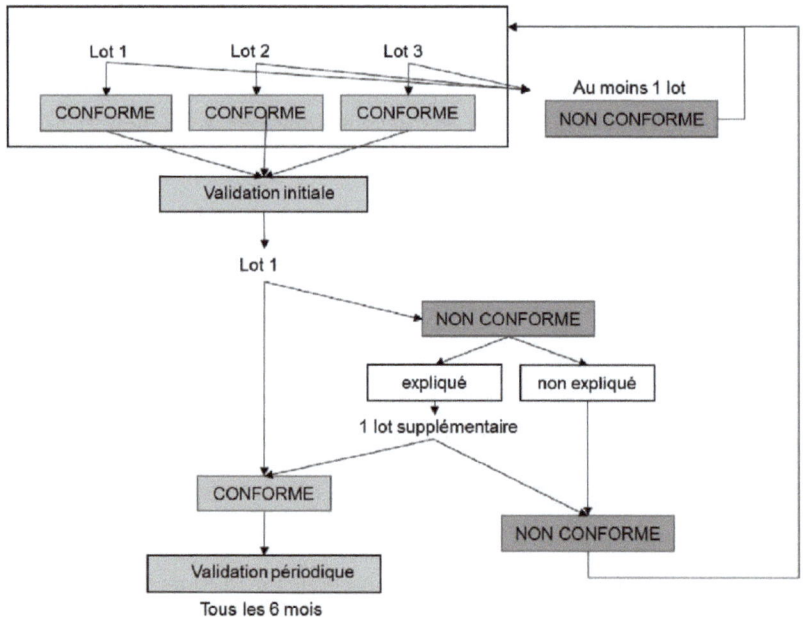

Figure 12 : Tests de Remplissage Aseptique : procédé de validation (42)

106

Par la suite, une validation périodique est suffisante : un lot unique de TRA est reproduit tous les 6 mois. En cas de changement majeur dans le procédé, de dérive ou de nouvel équipement, une validation initiale doit être reconduite (figure 12) (42).

4.3 Détermination des lots de TRA

4.3.1 Préparations de Médecine Nucléaire Conventionnelle

L'étude des protocoles de préparation, de leur similarité, et l'analyse de risque AMDEC résultante a permis de définir 3 types de préparation :

➤ Les éluats

➤ Les préparations à faible risque de contamination microbiologique : oxidronate-^{99m}Tc, DMSA-^{99m}Tc, tetrofosmin-^{99m}Tc et MAA-^{99m}Tc

➤ Les préparations à haut risque de contamination microbiologique : sestamibi-^{99m}Tc, examétazime-^{99m}Tc et besilesomab-^{99m}Tc.

Pour être recevable, un Test de Remplissage Aseptique doit être composé de 3 lots consécutifs et représentatifs de l'activité : une étude d'activité du service nous a permis de les constituer (42). Les préparations sont conditionnées en flacon multidoses. Les doses dispensées en seringue à usage unique (au maximum 2 et 12 doses par flacon de préparation, selon la nature de la préparation). Un lot sera composé de 5 flacons (A à E) et 28 seringues à incuber, selon le tableau 15 :

Dénomination des échantillons	Protocoles simulés
flacon A1 et A2	reproduisant les gestes d'obtention d'un éluat
flacon B	reproduisant les gestes d'obtention de préparations à faible risque microbiologique
seringues B1 à B12	simulant les seringues dispensées aux patients
flacon C	reproduisant les gestes d'obtention d'une préparation de sestamibi-^{99m}Tc
seringues C1 à C12	simulant les seringues dispensées aux patients
flacon D	reproduisant les gestes d'obtention d'une préparation d'examétazime-^{99m}Tc
seringues D1 à D2	simulant les seringues dispensées aux patients
flacon E	reproduisant les gestes d'obtention d'une préparation de besilesomab-^{99m}Tc
seringues E1 à E2	simulant les seringues dispensées aux patients

Tableau 15 : Composition d'un lot de TRA (MNC)

4.3.2 MRP pour la TEP/TDM

Au maximum 14 patients sont accueillis au quotidien pour cet examen d'imagerie. Un flacon multidoses peut contenir au maximum 7 doses de ^{18}F-Fludesoxyglucose (1 dose par patient).

Le service reçoit habituellement 2 flacons multidoses par jour, livrés dans leur container plombé (à 7h30 et à 11h30). Un 3e flacon peut être nécessaire selon les poids des patients attendus (prescriptions en fonction du poids) ou par convenance du fournisseur.

Par conséquent, le lot le plus représentatif de l'activité réelle se compose de 3 flacons, assimilés aux flacons multidoses nécessaires à l'activité de la journée. Chacun aboutit à la préparation de 7 carpules (tableau 16 et figure 13). Le flacon de bouillon initial sert de témoin négatif.

Afin d'éviter toute confusion avec les échantillons de TRA de MNC, les flacons du lot 1 sont nommés F (F1 à F3 et FT), ceux du lot 2, G (G1 à G3 et GT) et ceux du lot 3 sont nommés H (H1 à H3 et HT). Les flacons FT, GT et HT correspondent aux témoins négatifs des lots F, G et T.

Dénomination des échantillons		Protocoles simulés
Flacon F1, G1, H1		Reproduisant le 1er flacon multidoses de la journée
	Carpule 1 à 7	Reproduisant les carpules destinées à être injectées aux patients
Flacon F2, G2, G3		Reproduisant le 2e flacon multidoses de la journée
	Carpule 8 à 14	Reproduisant les carpules destinées à être injectées aux patients
Flacons F3, G3, H3		Reproduisant le 3e flacon multidoses de la journée
	Carpules 15 à 21	Reproduisant les carpules destinées à être injectées aux patients
Flacons FT, GT, HT		Témoins (flacons des bouillons initiaux)

Tableau 16 : Composition d'un lot de TRA (TEP/TDM)

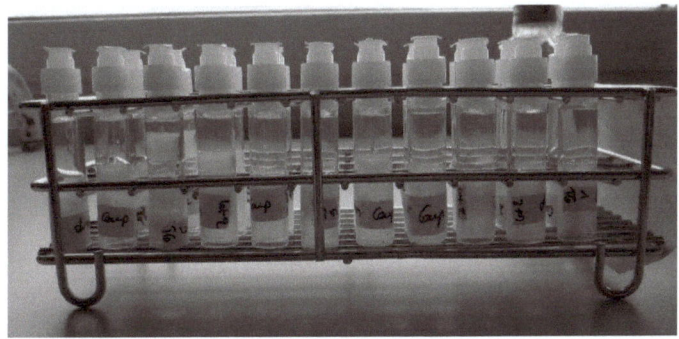

Figure 13 : Carpules d'un lot

4.4 Détermination des conditions extrêmes (« Worst Cases »)

4.4.1 Préparations de Médecine Nucléaire Conventionnelle

Les préparations sont réalisées en enceinte blindée ventilée en dépression (EBVD).

4.4.1.1 Eluat

Le générateur ^{99}Mo/^{99m}Tc est élué tous les matins dans un flacon en verre de 15 ml, stérile et à usage unique (fourni avec le générateur). L'éluat obtenu (ou solution de pertechnétate de sodium) est utilisé comme matière première pour les marquages des préparations de Médecine Nucléaire Conventionnelle de la journée (stabilité 8 heures).

Tout au long des activités de la journée, le flacon d'éluat est conservé dans un protège-flacon plombé dans l'enceinte blindée ou dans le réfrigérateur plombé. Le protège-flacon n'est pas nettoyé quotidiennement et reste ouvert dans l'enceinte pendant toute la durée des activités de préparation. La désinfection du septum avec une lingette est impossible lorsque le flacon est dans le protège flacon. Il est percuté plusieurs fois : lors de l'élution par l'aiguille du générateur et autant de fois que de préparations à réaliser (au maximum 4 fois).

4.4.1.2 Préparations à faible risque de contamination microbiologique

Le tableau 17 présente les situations les plus critiques (« worst cases ») pour les préparations jugées à faible risque microbiologique, en cas d'activité maximale. Au total, on en déduit les pires conditions :

➢ 1 percussion du septum du flacon de préparation lors de la préparation

➢ 2 percussions de celui-ci pour les seringues de contrôle qualité (un deuxième contrôle donc deuxième percussion peut s'avérer nécessaire en cas de non-conformité du premier)

110

> 12 doses par préparation, soit 12 seringues préparées par série de 2, avec 3 déconnections-reconnections pour mesure d'activité et réajustements des volumes

> Le tout sans nettoyage préalable de l'EBVD (celui-ci a lieu habituellement après l'activité).

Ces conditions seront simulées par le protocole de TRA aboutissant au flacon B et aux seringues B1 à B12.

	Préparation	Contrôle qualité (CQ)	Seringues patients
oxidronate-^{99m}Tc	1 préparation par journée d'activité : 1 percussion du flacon de préparation	2 CQ par préparation : 2 percussions du flacon de préparation	- 12 patients par préparation, soit 12 seringues - plusieurs seringues préparées en même temps → 6 percussions par flacon de préparation avec ajustement des volumes en fonction de l'activité mesurée (3 déconnections par seringue pour les mesures et seringues préparées par série de 2)
DMSA-^{99m}Tc	1 préparation par journée d'activité : 1 percussion du flacon de préparation	2 CQ par préparation : 2 percussions du flacon de préparation	- 3 patients par préparation, soit 3 seringues - seringues préparées une à une → 3 percussions par flacon de préparation avec ajustement des volumes en fonction de l'activité mesurée (3 déconnections par seringue pour les mesures)
tetrofosmin-^{99m}Tc	1 préparation par journée d'activité : 1 percussion du flacon de préparation	2 CQ par préparation : 2 percussions du flacon de préparation	- 6 patients par préparation, soit 12 seringues (2 injections par scintigraphie) - plusieurs seringues préparées en même temps → 6 percussions par flacon de préparation avec ajustement des volumes en fonction de l'activité mesurée (3 déconnections par seringue pour les mesures et seringues préparées par série de 2)
MAA-^{99m}Tc	1 préparation par journée d'activité : 1 percussion du flacon de préparation	2 CQ par préparation : 2 percussions du flacon de préparation	- 12 patients par préparation, soit 12 seringues - plusieurs seringues préparées en même temps → 6 percussions par flacon de préparation avec ajustement des volumes en fonction de l'activité mesurée (3 déconnections par seringue pour les mesures et seringues préparées par série de 2)

Tableau 17 : Activité maximale du service et "worst cases" pour les préparations à faible risque de contamination microbiologique

111

4.4.1.3 Préparations à haut risque microbiologique

Le tableau 18 présente les situations les plus critiques (« worst cases ») pour les préparations jugées à haut risque microbiologique, en cas d'activité maximale.

Ces conditions sont simulées au travers des TRA aboutissant respectivement aux flacons C, D et E pour le sestamibi-^{99m}Tc, l'examétazime-^{99m}Tc et le besilesomab-^{99m}Tc, sans nettoyage préalable de l'EBVD (celui-ci a lieu habituellement après l'activité).

	Préparation	Contrôle qualité (CQ)	Seringues patients
sestamibi-^{99m}Tc	2 préparations par journée d'activité : 1 percussion dans chaque flacon Chauffage 10 mn dans bain-marie en ébullition, eau non changée	2 CQ par préparation : 2 percussions du flacon de préparation	- 12 patients par préparation, soit 12 seringues - plusieurs seringues préparées en séries → 6 percussions par flacon de préparation avec ajustement des volumes en fonction de l'activité mesurée (3 déconnections par seringue pour les mesures et seringues préparées par série de 2)
examétazime-^{99m}Tc	1 préparation par journée d'activité : 2 percussions du flacon de préparation	2 CQ par préparation : 2 percussions du flacon de préparation	- 2 patients par préparation, soit 2 seringues - seringues préparées une à une → 2 percussions par flacon de préparation avec ajustement des volumes en fonction de l'activité mesurée (3 déconnections par seringue pour les mesures et seringues préparées par série de 2)
besilesomab-^{99m}Tc	1 préparation par journée d'activité : 2 percussions du flacon de préparation	2 CQ par préparation : 2 percussions du flacon de préparation	- 2 patients par préparation, soit 2 seringues - seringues préparées une à une → 2 percussions par flacon de préparation avec ajustement des volumes en fonction de l'activité mesurée (3 déconnections par seringue pour les mesures et seringues préparées par série de 2)

Tableau 18 : Activité maximale du service et "worst cases" pour les préparations à haut risque de contamination microbiologique

De façon similaire aux pratiques usuelles du service, les TRA sont réalisée par les manipulateurs d'électroradiologie médicale et techniciens de laboratoire, excepté la simulation de la préparation du besilesomab-^{99m}Tc qui est effectuée par un radiopharmacien.

4.4.2 MRP pour la TEP/TDM

Lors de la mise en place du kit de tubulures pour le répartiteur de doses, les embouts des filtres sont resserrés manuellement. Ainsi, l'embout du filtre stérilisant, qui pénètre dans la carpule pendant l'étape de remplissage, est manipulé par le manipulateur sans gant stérile.

Pour des raisons de radioprotection, le kit de tubulures est maintenu en place pour les 2 ou 3 flacons multidoses de la journée. Il est remplacé le lendemain après décroissance (le ^{18}F a une période de 110 minutes).

Le positionnement du flacon multidoses dans sa logette et sa connection au kit est une étape très irradiante, pouvant engendrer des gestes précipités :

> l'étape de désinfection du septum, à l'aide d'une lingette désinfectante tenue au bout d'une pince, peut être insuffisante voire oubliée

> une 2e voire une 3e percussion du septum sont possibles lorsque l'aiguille, mal positionnée, n'atteint pas le fond du flacon (visibilité du flacon masquée par le container plombé)

> il est arrivé que le levier servant à abaisser l'aiguille se bloque. Dans ce cas, l'aiguille est orientée manuellement dans le septum.

4.5 Protocoles de TRA

4.5.1 *Préparations de Médecine Nucléaire Conventionnelle*

4.5.1.1 *Elaboration et validation d'un protocole de TRA en MNC*

Après avoir déterminé la composition des lots et les pires conditions rencontrées, des réunions entre les services de radiopharmacie et d'hygiène hospitalière ont été organisées pour la définition des méthodes, des moyens et des besoins. Un protocole de test de remplissage aseptique en MNC a été élaboré et validé par les services concernés (42 ; 44 ; 45).

Ce protocole intègre notamment des schémas explicatifs pour obtenir chaque échantillon. Les volumes des différents prélèvements durant les tests ne correspondent pas toujours aux volumes réels : ils ont été déterminés de façon à ce que le volume d'échantillon ensemencé n'excède pas 10% du volume de bouillon de culture (1 ; 42). Nous avons néanmoins respecté le nombre de percussions des septums de flacons et les gestes d'injection ou de prélèvement, afin de conserver l'intégralité de nos gestes à risque (42).

4.5.1.2 *Déroulement des TRA*

Les objectifs et le contenu du protocole ont été présentés aux opérateurs (manipulateurs et radiopharmaciens) de manière individuelle pour permettre à chacun d'émettre les corrections liées à leurs habitudes de manipulation. Nous avons demandé à chaque opérateur de manipuler conformément à leurs pratiques habituelles, afin de refléter la réalité au maximum (42 ; 44 ; 46).

Les TRA ont été menés par 6 manipulateurs et 2 radiopharmaciens volontaires, assistés par une deuxième personne (interne ou radiopharmacien), elle-même chargée de guider l'opérateur et de relever les particularités observées (fautes d'asepsie, habitudes personnelles) (42).

Afin d'éviter toute contamination croisée ou confusion avec les préparations réelles et afin de se placer dans les conditions extrêmes, les tests ont eu lieu après les activités de la journée, mais avant nettoyage de l'enceinte. Pour des raisons pratiques et de non-perturbation des activités de la journée, nous avons fractionné les lots en fonction du milieu utilisé (les essais TS et TG d'un même lot ont été réalisés des jours différents et par des opérateurs différents).

Les milieux utilisés (TS et TG) sont des bouillons de culture industriels, certifiés stériles et fertiles. L'obtention de ce certificat associé au respect des conditions de conservation de ces milieux de culture (DLU et stockage), nous ont permis de nous affranchir des essais de fertilité des milieux (témoins positifs). En revanche, les prélèvements des milieux de culture dans leur conditionnement d'origine pouvant altérer leur stérilité, nous avons effectué des témoins négatifs.

Des prélèvements de surfaces ont également été effectués en parallèle. L'eau du bain-marie n'a pas été changée les jours des tests.

Chaque échantillon a été identifié au moyen d'une étiquette préalablement préparée.

Une fiche de liaison a été conçue pour assurer le suivi et l'absence de confusion entre les différents échantillons et lots. Cette fiche, dûment complétée, accompagnait chaque lot apporté au laboratoire d'hygiène pour ensemencement et incubation. Elle comportait notamment les éventuelles remarques utiles à la lecture des résultats (42), ainsi que les dates précises de préparation et d'incubation (47).

4.5.2 MRP pour la TEP/TDM

4.5.2.1 Elaboration et validation d'un protocole de TRA en TEP

L'automate Trasis Unidose® (Trasis) répartit les doses en fonction de la radioactivité mesurée. Par conséquent, il ne peut pas délivrer de doses non radioactives selon le procédé de routine. Cette fonction nous a posé quelques problèmes dans la mise en œuvre des TRA :

> ➢ Les bouillons de culture utilisés ne sont pas radioactifs. Le rajout de ^{18}F-FDG (<10% du volume total) est impossible au laboratoire d'hygiène par mesure de radioprotection. Il engendrerait des tests de stabilité et de fertilité supplémentaires après décroissance.

> ➢ Les tests ne peuvent être réalisés qu'en fin de journée (après dispensation de la dernière carpule du dernier patient), lorsque la radioactivité résiduelle est très faible.

> ➢ L'automate est étalonné pour une fenêtre de volumes, en dehors de laquelle la précision est médiocre : les concentrations radioactives déduites sont erronées.

> ➢ Le volume final de la carpule est constant (2,8ml) : il est ajusté par du sérum physiologique (poche connectée à la tubulure). Cependant, la quantité de sérum physiologique ne peut être calculée qu'après lecture d'une concentration radioactive. Si cette concentration est faible, le volume de sérum physiologique excèdera 10%, incompatible avec les exigences de l'essai de

stérilité de la Pharmacopée Européenne (le volume d'échantillon ensemencé ne doit pas excéder 10% du volume de bouillon de culture) (1).

> Les TRA entraînent une irradiation supplémentaire du personnel.

L'élaboration du protocole de TRA a ainsi été difficile : nous avons dû trouver des solutions pour obtenir des échantillons de façon fidèle au procédé de routine et sans modifier les réglages de l'automate Trasis Unidose® (Trasis) :

Le kit de tubulure ayant servi à l'activité de la journée est conservé et contient une activité résiduelle faible. Le flacon de bouillon de culture initial est placé dans la logette et simule le flacon multidoses. La poche de sérum physiologique est remplacée par une poche stérile de bouillon de culture fournie par le laboratoire d'hygiène. Ainsi, les très faibles activités radioactives demandées et complétées avec du bouillon en poche nous délivrent des carpules à faible radioactivité et dans lesquelles le volume d'échantillon ensemencé n'excède pas 10% du volume de bouillon de culture.

Habituellement, les opérations de mise en service de l'automate Trasis Unidose® (Trasis) et de préparation des doses sont réalisées par les manipulateurs. Cependant, étant donné les faibles possibilités de variations liées à l'opérateur d'une part, et l'intervention humaine minime dans le procédé global d'autre part, il a été décidé que les TRA seraient réalisés par un radiopharmacien. Cela facilite l'organisation des TRA et épargne les manipulateurs d'une irradiation supplémentaire, plus exposés que les radiopharmaciens dans leurs pratiques quotidiennes.

Le protocole résultant ont été validés par les radiopharmaciens et par les hygiénistes.

117

4.5.2.2 Déroulement des TRA

Les techniciens du laboratoire d'hygiène sont chargés de préparer préalablement les flacons et la poche de bouillon de manière aseptique sous hotte à flux laminaire, à partir de bouillon industriel initial (TS ou TG), certifié stérile et fertile (42).

Les TRA ont été menés par un radiopharmacien et un interne. Tous les gestes critiques effectués ont été notés (oubli de désinfection du septum, positionnement manuel de l'aiguille ou avec une pince non stérile, etc…). Comme pour les TRA de MNC, les lots des TRA de TEP ont été fractionnés pour des raisons pratiques. Des étiquettes écrites à l'avance ont servi à identifier les flacons et carpules du lot.

Avant incubation, les échantillons ont été conservés à température ambiante dans le local de préparation de la radiopharmacie le temps de leur décroissance (le laboratoire d'hygiène ne dispose ni d'installation, ni d'équipement de radioprotection).

Une fiche de liaison complétée pour chaque série d'échantillons assurait également le suivi des lots de TEP.

4.6 Résultats

4.6.1 Préparations de Médecine Nucléaire Conventionnelle

4.6.1.1 Essais de stérilité

Dans le laboratoire d'hygiène, les échantillons en incubation ont fait l'objet de surveillance quotidienne d'apparition d'un trouble par les

118

techniciens de laboratoire (42). Les résultats sont présentés dans le tableau 19.

	Lot 1		Lot 2		Lot 3	
	TS	TG	TS	TG	TS	TG
Opérateurs 1 : Opérateurs 2 :	B + N F + N	T + F D + F	M + N F + N	F + N D + N	C + N F + N	B + N D + N
Conservation avant incubation	24h à 20°C	24h à 20°C	24h à 20°C	12h à 20°C	0h	0h
Flacon A	Stérile	Stérile	Stérile	Stérile	Stérile	Stérile
Flacon B	Stérile	Stérile	Stérile	Stérile	Stérile	Stérile
Seringue B1	Stérile	Stérile	Stérile	Stérile	Stérile	Stérile
Seringue B2	Stérile	Stérile	Stérile	Stérile	Stérile	Stérile
Seringue B3	Stérile	Stérile	Stérile	Stérile	Stérile	Stérile
Seringue B4	Stérile	Stérile	Stérile	Stérile	Stérile	Stérile
Seringue B5	Stérile	Stérile	Stérile	Stérile	Stérile	Stérile
Seringue B6	Stérile	Stérile	Stérile	Stérile	Stérile	Stérile
Seringue B7	Stérile	Stérile	Stérile	Stérile	Stérile	Stérile
Seringue B8	Stérile	Stérile	Stérile	Stérile	Stérile	Stérile
Seringue B9	Stérile	Non stérile	Stérile	Stérile	Stérile	Stérile
Seringue B10	Stérile	Stérile	Stérile	Stérile	Stérile	Stérile
Seringue B11	Stérile	Stérile	Stérile	Stérile	Stérile	Stérile
Seringue B12	Stérile	Stérile	Stérile	Stérile	Stérile	Stérile
Flacon C	Stérile	Stérile	Stérile	Stérile	Stérile	Stérile
Seringue C1	Stérile	Stérile	Stérile	Stérile	Stérile	Stérile
Seringue C2	Stérile	Stérile	Stérile	Stérile	Stérile	Stérile
Seringue C3	Non stérile	Stérile	Stérile	Stérile	Stérile	Stérile
Seringue C4	Stérile	Stérile	Stérile	Non stérile	Stérile	Stérile
Seringue C5	Stérile	Stérile	Stérile	Stérile	Stérile	Stérile
Seringue C6	Stérile	Stérile	Stérile	Stérile	Stérile	Stérile
Seringue C7	Stérile	Stérile	Stérile	Stérile	Stérile	Stérile
Seringue C8	Stérile	Stérile	Non stérile	Stérile	Stérile	Stérile
Seringue C9	Stérile	Stérile	Stérile	Stérile	Stérile	Stérile
Seringue C10	Stérile	Stérile	Stérile	Stérile	Stérile	Stérile
Seringue C11	Stérile	Stérile	Stérile	Stérile	Stérile	Stérile
Seringue C12	Stérile	Stérile	Stérile	Stérile	Stérile	Stérile
Flacon D	Stérile	Stérile	Stérile	Stérile	Stérile	Stérile
Seringue D1	Stérile	Stérile	Stérile	Stérile	Stérile	Stérile
Seringue D2	Stérile	Stérile	Stérile	Stérile	Stérile	Stérile
Flacon E	Stérile	Stérile	Stérile	Stérile	Stérile	Stérile
Seringue E1	Stérile	Stérile	Stérile	Stérile	Stérile	Stérile
Seringue E2	Stérile	Stérile	Stérile	Stérile	Stérile	Stérile

Tableau 19 : Résultats des essais de stérilité des lots de TRA (MNC)

119

4.6.1.2 Bilan des résultats non-conformes

Sur 198 échantillons, 4 n'ont pas satisfait à l'essai de stérilité.

Les cultures observées ont été adressées au laboratoire de bactériologie pour identification microbiologique (tableau 20 et figure 14).

> ➤ A J14 de l'incubation, le tube de Trypticase soja ensemencé à partir de la seringue C3 du lot 1 s'est positivé à *Paenibacillus provencensis*, bacilles à Gram négatif aérobie dotés d'un flagelle péritriche. Cette espèce isolée pour la première fois en 2008, a un pouvoir pathogène indéterminé.

> ➤ Le milieu d'ensemencement thioglycolate de la seringue B9 a révélé une culture positive à *Propionibacterium acnes* à J 10. Il s'agit de bacilles à Gram positif non sporulés à commensalisme cutané, capillaire et muqueux. Bien que cette espèce ne soit pas classée parmi les germes pathogènes pour l'homme, elle peut être responsable d'infections nosocomiales potentiellement sévères en cas d'inoculations profondes *per-opératoires*. S'il s'agit d'une inoculation intraveineuse, il n'est pas considéré comme pathogène (48).

> ➤ Un bacille Gram positif, *Bacillus asahii,* a positivé le tube ensemencé à partir de la seringue C8 à J13 d'incubation. Il s'agit d'une espèce présente dans l'environnement et non pathogène pour l'homme.

> ➤ Enfin, à J5, un trouble correspondant à la croissance de *Bacillus megaterium* dans le tube ensemencé par la seringue C4 dans le bouillon thioglycolate. Ce sont des bacilles à Gram positif environnementaux très fréquents et non pathogènes. Ces bactéries

peuvent sporuler, acquérant ainsi une résistance aux conditions critiques.

		Échantillons	Jour de début de culture	Germes identifiés
Lot 1	TS	Seringue C3	J14	Paenibacillus provencensis
	TG	Seringue B9	J10	Propionibacterium acnes
Lot 2	TS	Seringue C8	J13	Bacillus asahii
	TG	Seringue C4	J5	Bacillus megaterium

Tableau 20 : Identification des germes présents dans les échantillons non stériles

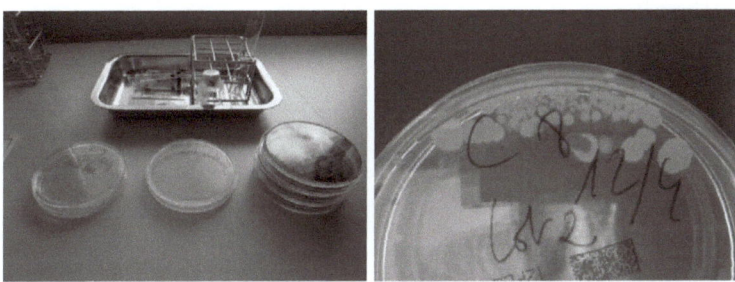

Figure 14 : Echantillon C8 du lot 2 sur TS non stérile: ensemencements supplémentaires pour identification

4.6.2 MRP pour la TEP/TDM

Après 14 jours d'incubation conformément à la Pharmacopée Européenne, les essais de stérilité sur les lots de TRA sont satisfaisants : tous les échantillons peuvent être conclus stériles (figure 15). Les résultats sont présentés dans le tableau 21.

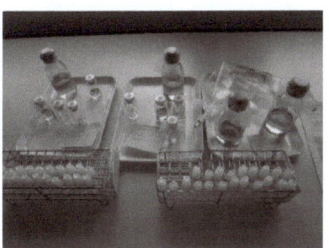

Figure 15 : Deux lots stériles

	Lot 1		Lot 2		Lot 3	
	TS	TG	TS	TG	TS	TG
Opérateurs	F + N	F + N	F + N	F + N	F + N	F + N
Conservation avant incubation	48h	24h	24h	24h	24h	36h
Flacon F1	Stérile	Stérile				
Flacon F2	Stérile	Stérile				
Flacon F3	Stérile	Stérile				
Flacon TF	Stérile	Stérile				
Flacon G1			Stérile	Stérile		
Flacon G2			Stérile	Stérile		
Flacon G3			Stérile	Stérile		
Flacon TG			Stérile	Stérile		
Flacon H1					Stérile	Stérile
Flacon H2					Stérile	Stérile
Flacon H3					Stérile	Stérile
Flacon TH					Stérile	Stérile
Carpule 1	Stérile	Stérile	Stérile	Stérile	Stérile	Stérile
Carpule 2	Stérile	Stérile	Stérile	Stérile	Stérile	Stérile
Carpule 3	Stérile	Stérile	Stérile	Stérile	Stérile	Stérile
Carpule 4	Stérile	Stérile	Stérile	Stérile	Stérile	Stérile
Carpule 5	Stérile	Stérile	Stérile	Stérile	Stérile	Stérile
Carpule 6	Stérile	Stérile	Stérile	Stérile	Stérile	Stérile
Carpule 7	Stérile	Stérile	Stérile	Stérile	Stérile	Stérile
Carpule 8	Stérile	Stérile	Stérile	Stérile	Stérile	Stérile
Carpule 9	Stérile	Stérile	Stérile	Stérile	Stérile	Stérile
Carpule 10	Stérile	Stérile	Stérile	Stérile	Stérile	Stérile
Carpule 11	Stérile	Stérile	Stérile	Stérile	Stérile	Stérile
Carpule 12	Stérile	Stérile	Stérile	Stérile	Stérile	Stérile
Carpule 13	Stérile	Stérile	Stérile	Stérile	Stérile	Stérile
Carpule 14	Stérile	Stérile	Stérile	Stérile	Stérile	Stérile
Carpule 15	Stérile	Stérile	Stérile	Stérile	Stérile	Stérile
Carpule 16	Stérile	Stérile	Stérile	Stérile	Stérile	Stérile
Carpule 17	Stérile	Stérile	Stérile	Stérile	Stérile	Stérile
Carpule 18	Stérile	Stérile	Stérile	Stérile	Stérile	Stérile
Carpule 19	Stérile	Stérile	Stérile	Stérile	Stérile	Stérile
Carpule 20	Stérile	Stérile	Stérile	Stérile	Stérile	Stérile
Carpule 21	Stérile	Stérile	Stérile	Stérile	Stérile	Stérile

Tableau 21 : Résultats des essais de stérilité des lots de TRA (TEP/TDM)

DISCUSSION

Par ce travail, nous avons apprécié la possibilité de mener des Tests de Remplissage Aseptique de procédé de préparation manuel et automatisé en radiopharmacie dans un premier temps, et d'inclure ces tests dans notre procédé de validation de préparation.

Le tableau 22 présente les indices $\sum C$ relatifs. On peut constater que, quelque soit le mode de procédé de préparation (manuel ou automatique) et le nombre de sous-processus établi, les sommes des Criticités des sous-processus relatives ($\sum C/\sum C_{max}$) n'ont pas de différence significative (moyenne 32,7%± 0,8).

	Préparation	Nombre de sous-processus	$\sum C$	$\sum C_{max}$	$\sum C/\sum C_{max}$ x100
oxidronate-^{99m}Tc	Manuelle	8	2170	6480	33,5
DMSA-^{99m}Tc		8	2170	6480	33,5
tetrofosmin-^{99m}Tc		8	2072	6480	32,0
MAA-^{99m}Tc		8	2170	6480	33,5
sestamibi-^{99m}Tc		9	2317	7290	31,8
examétazime-^{99m}Tc		10	2660	8100	32,8
besilesomab-^{99m}Tc		11	2807	8910	31,5
^{18}F-Fluorodesoxyglucose	Automatique	4	1078	3240	33,3

Tableau 22 : Criticités relatives des différents procédés de préparation

Cependant, étant donné que les analyses AMDEC des différents procédés de préparation ont été réalisées selon la même méthodologie (découpage similaire des procédés en sous-processus et indices estimés de la même manière), on peut ainsi se permettre de comparer les $\sum C$ absolus en considérant les procédés dans leur globalité. Les différences entre les nombres de sous-processus nous offrent une pondération du risque, puisqu'il s'agit du seul facteur différenciant les procédés de préparation (on considère par exemple que le risque de faute d'asepsie lors du prélèvement d'éluat de pertechnétate de sodium ($^{99m}TcO_4^-,Na^+$) est identique, que ce soit au cours d'une préparation de tetrofosmin-^{99m}Tc ou une préparation de besilesomab-^{99m}Tc).

Par conséquent, les $\sum C$ absolus obtenus par les analyses AMDEC mettent en évidence des risques de contamination microbiologique inférieurs pour le procédé automatisé (PRP de TEP/TDM) par rapport au mode manuel (PRP de MNC).

1 Préparations de Médecine Nucléaire Conventionnelle

Les préparations de MNC sont réalisées selon le procédé de préparation aseptique en système clos, dans une enceinte blindée ventilée et en dépression (EBVD), qui garantit une zone de travail de classe D au minimum (7). Nous avons élaboré des simulations de ce procédé au moyen de Tests de Remplissage Aseptique qui ont abouti à des échantillons stériles et quelques échantillons non stériles, nécessitant d'être analysés (seringues C3 bouillon Trypticase Soja et B9 bouillon Thioglycolate du lot 1, et seringues C8 bouillon Trypticase Soja et C4 bouillon Thioglycolate du lot 2).

1.1 Echantillons non stériles

Les 4 échantillons n'ayant pas satisfait à l'essai de stérilité étaient des seringues reproduisant les doses des patients, de différents lots, de différents milieux et réalisés par différents opérateurs. Durant le déroulement des TRA, nous avons été confrontés à plusieurs difficultés qui vont apporter des explications à ces résultats.

1.1.1 Problèmes liés aux seringues

Les échantillons conditionnés en seringues ne peuvent pas être incubés sous cette présentation : les faibles volumes des échantillons (inférieurs à 1ml) et les graduations des seringues rendent difficiles la détection fiable d'un trouble qui témoignerait d'une croissance de germe. De plus, incubées telles quelles, les seringues doivent être déposées en position horizontale (afin qu'il n'y ait ni pression sur le piston, ni écoulement d'échantillon dans l'aiguille) ce qui encombre considérablement l'étuve (56 seringues par lot, périodes d'incubation des lots se chevauchent). Enfin, le bouillon de culture doit être en contact avec toute la surface du contenant (aiguille, piston, paroi de seringue) ce qui rend impossible l'incubation en condition d'aérobie (42) (obtenue par prélèvement d'un volume d'air dans la seringue). Par conséquent, une concertation avec l'équipe d'hygiène nous a amenés à ajouter une étape supplémentaire d'ensemencement des échantillons dans des tubes de bouillon, juste avant incubation. Ces gestes hautement à risque de contamination pour nos tests ont été réalisés par les techniciens du laboratoire d'hygiène, sous flux laminaire.

1.1.2 Problèmes liés aux aiguilles

Lors des mises en seringue, une proportion non négligeable de l'échantillon (quelques gouttes sur quelques dixièmes de millilitres) peut rester dans l'aiguille. Celle-ci ne garantit pas l'étanchéité de la seringue : elle ne s'oppose donc pas à une contamination postérieure, ni à l'évaporation du milieu au cours d'une incubation prolongée. Pour remédier à ces contraintes, les aiguilles sont remplacées par des bouchons qui garantissent l'herméticité des seringues (bouchons de seringues utilisés pour les préparations cytotoxiques) (49). Ce geste à risque est effectué dans le local de préparation de manière aseptique par le radiopharmacien, immédiatement après préparation des seringues. Les seringues sont conditionnées dans un sachet en PVC non stérile pour leur acheminement vers le laboratoire d'hygiène (50).

Les échantillons positifs C3, C8 et B9 ont été obtenus avant décision de remplacer les aiguilles par des bouchons. La seringue C3 appartient à la première série d'échantillons (lot 1, milieu TS). Elle a séjourné 14 jours à l'étuve sans ensemencement final préalable, montée d'une aiguille. Par conséquent, nous ne pouvons pas exclure la possibilité d'une contamination au cours de l'incubation. Par ailleurs, un écoulement de l'aiguille a été observé pour la seringue B9 et les techniciens du laboratoire d'hygiène ont relevé, lors de l'ensemencement avant incubation de la seringue C8, une erreur d'asepsie. Ces observations pourraient également expliquer la perte de stérilité de ces échantillons.

1.2 Echantillons stériles

Hormis ces 4 échantillons non stériles, les 164 autres échantillons conditionnés en seringues sont conclus stériles. L'intégralité des échantillons simulant les flacons de préparations multidoses (flacons A, B, C, D et E) satisfont aux essais de stérilité.

1.3 Quelles Interprétations au regard de nos résultats ?

1.3.1 TRA des préparations multidoses de MNC

En pratique, les préparations conditionnées en flacons peuvent être conservées quelques heures (dans le respect des recommandations des caractéristiques des produits) (14), durant lesquelles les conditions de conservation ne sont pas optimales à cause des mesures de radioprotection. De même, ces flacons contenant plusieurs millilitres de MRP, sont percutés plusieurs fois et sont dépourvus de conservateur. Le risque de contamination microbiologique des préparations est donc élevé (51).

Selon les Bonnes Pratiques de Fabrication, une série de tests de remplissage aseptique est validé après satisfaction de 3 lots consécutifs à l'essai de stérilité décrit dans la Pharmacopée Européenne. L'intégralité des échantillons reproduisant les protocoles des préparations de MRP est stérile sur les 3 lots consécutifs (échantillons flacons).

1.3.2 TRA de préparation des seringues de MNC

Au cours des TRA, nous pouvons éventuellement expliquer la positivité des seringues C3 et C8 par les problèmes liés aux seringues et aux aiguilles. Cependant, la seringue C4, dont l'aiguille a été remplacée par un bouchon, a été ensemencée avant incubation et sans risque évident relevé. Le protocole de TRA des échantillons C (flacons et seringues simulant la préparation de sestamibi-^{99m}Tc) diffère de celui des échantillons B par un chauffage pendant 10 min dans un bain-marie en ébullition. Devant des échantillons non stériles de seringues C de différents lots, différents jours et préparés par différents manipulateurs, nous avons décidé de procéder à l'analyse microbiologique de l'eau du bain (non changée le jour même). Cette analyse s'est avérée conforme : aucun germe n'a été mis en évidence. Cependant, le bain-marie est situé en dehors de l'enceinte de préparation, obligeant l'opérateur à manipuler le flacon hors de l'EBVD (mais en ZAC de classe D). Le risque de contamination du septum est donc plus important au cours de cette étape du protocole et pourrait être à l'origine d'une inoculation lors du prélèvement à la seringue.

Le volume injecté est faible (1 ml au maximum), la charge microbienne potentiellement présente dans la préparation est donc minime. Par ailleurs, les germes identifiés sur nos échantillons de seringues non-stériles sont des bactéries environnementales et à commensalisme cutané non pathogènes en cas d'inoculation intraveineuse (*Propionibacterium acnes, Bacillus asahii, Bacillus megaterium*) ou à pathogénie inconnue (*Paenibacillus provencensis).* Les troubles apparus dans nos échantillons étaient très discrets et d'apparition tardive (>7ᵉ jour d'incubation) : nous pouvons ainsi prétendre que les charges bactériennes étaient faibles (non quantifiées). A l'occasion des TRA, nous avons également procédé aux prélèvements de surface périodique (géloses contacts) : ces prélèvements étaient conformes aux normes fixées par les textes réglementaires, évoquées dans la Première Partie, témoignant d'un taux maîtrisé de micro-organismes pathogènes dans l'environnement de préparation. La Pharmacopée Européenne exige 3 lots consécutifs stériles, c'est-à-dire sans observation de croissance microbienne après incubation dans les conditions décrites. La FDA fixe des niveaux d'acceptation d'échantillons de TRA non stériles : seuil d'alerte à 0.05% et seuil d'action à 0.1% pour des lots de moins de 3000 unités (42 ; 52). Dans notre cas, plus de 2% des échantillons des tests de MNC sont non stériles :

cette série de tests de remplissage aseptique est donc conclue non conforme aux recommandations européennes et américaines.

Les solutions envisagées pour résoudre les problèmes pratiques liés aux essais de stérilité d'échantillons conditionnés en seringues, engendrent des étapes supplémentaires à haut risque de contamination microbiologique. Par conséquent, les rares résultats non-conformes des TRA de préparations de seringues sont difficilement interprétables, et leur recevabilité remise en cause. Nous pouvons qualifier les lots 1 et 2 de lots « non valables », notion de la Pharmacopée Européenne à utiliser lorsque « *après identification des microorganismes isolés au terme de l'essai, il apparait que la croissance de cette (ces) espèce(s) est sans aucun doute possible imputable au matériel ou à la technique utilisés pour la réalisation de l'essai de stérilité* » (1). Les TRA des préparations de médecine nucléaire ne sont pas conformes sur 3 lots consécutifs, ils devront être répétés.

Echantillons		Conditionnement	Essai de stérilité
sestamibi-^{99m}Tc	Dose patient	seringue	
sestamibi-^{99m}Tc	Préparation diluée	flacon	
sestamibi-^{99m}Tc	Préparation concentrée	flacon	Stérile
sestamibi-^{99m}Tc	Préparation concentrée	flacon	
sestamibi-^{99m}Tc	Préparation diluée	flacon	

Tableau 23 : Essais de stérilité sur produits finis

Une alternative aux TRA serait un contrôle de stérilité sur les produits finis. Cette méthode est difficilement réalisable sur chaque lot du fait de leur faible taille (un lot est constitué d'une préparation de volume approximatif de 10 ml et servant pour la préparation de doses de 10-12 patients). Parallèlement aux TRA, nous avons réalisé des essais de stérilité sur produit fini après décroissance radioactive, c'est-à-dire après écoulement de 5 à 10 périodes physiques (soit 30 à 60h). Il s'agissait d'excès de PRP de sestamibi-^{99m}Tc (4 flacons et 1 seringue de patient dont l'examen a été annulé), dont la simulation de préparation avait abouti aux échantillons C (3 des 4 échantillons de TRA non stériles). Tous ces essais de stérilité, réalisés conformément à la Pharmacopée Européenne, ont été conclus conformes (tableau 23).

2   MRP pour la TEP/TDM

Le ^{18}F-Fluorodesoxyglucose est un MRP destiné à la Tomographie par Emission de Positons. Sa préparation est effectuée par le fournisseur : synthèse de ^{18}F dans un cyclotron (^{18}O(p,n)^{18}F), radiomarquage du Fludesoxyglucose puis livraison de la dose prescrite (21). En 2012, nous nous sommes équipés d'un automate répartiteur de dose Trasis Unidose® (Trasis), dans le but d'acquérir une flexibilité dans les doses préparées tout en garantissant radioprotection du personnel et stérilité de la préparation : un seul flacon multidoses est nécessaire par demi-journée d'activité. Il est positionné dans l'automate qui transfère l'intégralité de son contenu dans un réservoir positionné devant l'activimètre de l'EBVD. Le MRP y est stocké jusqu'à préparation des doses. L'automate dispose d'un flux laminaire garantissant une classe A au niveau de la zone de remplissage des carpules. Le reste du procédé de préparation des doses a lieu en système clos pour aboutir à la délivrance de la dose en carpule, réceptionnée dans un dispositif portatif blindé servant à l'administration (53).

Avant de débuter le transfert du MRP, l'automate réalise plus de 50 vérifications (bon positionnement du kit, intégrité du filtre, pressions de l'enceinte, étalonnages conformes etc...) pour garantir le bon fonctionnement du système de répartition. Chacune de ces vérifications constitue une étape bloquante au processus en cas de non-conformité ; certaines peuvent être ignorées, d'autres empêchent la poursuite de l'activité. En conséquence, toute opération manuelle est impossible, et l'élaboration de protocoles tels que des Tests de Remplissage Aseptique, s'avère difficile. Il s'agit de déjouer un système informatique, sans perturber les réglages automatiques et mécaniques tout en préservant la performance du procédé et les mesures de radioprotection.

Les Tests de Remplissage Aseptique mis en œuvre reproduisent les préparations des doses de patients, conditionnées en carpules. Le ^{18}F-Fluorodesoxyglucose est un MRP à rayonnement de haute énergie (1 ; 16). Sa manipulation peut engendrer des gestes précipités et maladroits lors des étapes très irradiantes du protocole de préparation des doses, qui sont ainsi considérées comme étapes à haut risque de contamination microbiologique (Indice F estimé à 9, correspondant à une fréquence de fautes d'asepsie durant cette étape 1/20). Bien qu'ils aient été préparés dans des conditions à risque élevé de contamination (fautes d'asepsie), tous les échantillons des lots ont satisfait aux essais de stérilité décrits dans la Pharmacopée Européenne (aucun germe mis en évidence). En conséquence, les résultats des TRA nous confortent dans les étapes à haut risque, et nous autorisent ainsi à nous concentrer sur les mesures de radioprotection.

Les études de risque de contamination microbiologique en cours du procédé de préparation corrélées aux TRA conformes, nous ont permis de qualifier la répartition aseptique dans l'automate Trasis Unidose$^{®}$ (Trasis). Néanmoins, cette qualification ne représente pas en soit la validation du procédé de préparation aseptique, mais en constitue une composante importante (43). Il ne dispense pas le procédé d'une maîtrise continue de l'ensemble des autres paramètres (personnel compétent, maîtrise des ZAC, gestion de l'air, etc...).

D'autre part, ces études de risques confortés par les résultats des TRA montrent la supériorité d'un procédé de préparation aseptique automatisé par rapport à un procédé de préparation manuel. Jusqu'à présent, dans le domaine de la radiopharmacie, seules les préparations de TEP/TDM peuvent être réalisées au moyen d'un automate. Des fabricants travaillent à la conception d'automates pour la médecine nucléaire conventionnelle : des équipements semblables pour les préparations technétiées seront prochainement disponibles (54).

CONCLUSIONS ET PERSPECTIVES

Les préparations destinées à l'usage parentéral doivent être stériles et dépourvues d'endotoxines bactériennes et de substances pyrogènes. Le procédé de choix pour obtenir ces qualités est la stérilisation de la préparation dans son conditionnement final. Si ce procédé est impossible, la filtration stérilisante doit être réalisée. A défaut de ces deux procédés, les Bonnes Pratiques préconisent la préparation aseptique en système clos, procédé qui n'inclut pas d'élimination des micro-organismes potentiellement présents dans la préparation par filtration ou stérilisation. Par conséquent, la maîtrise de la contamination est essentielle et n'est possible que sur le contrôle d'un ensemble de paramètres : qualité environnementale (air et surfaces), personnel compétent (formé et en effectif suffisant), qualité des procédures d'hygiène, des conditions de stockage, des matières premières et des équipements. La conformité de chacun de ces paramètres doit être démontrée par l'apport de preuves documentées, et constitue la validation du procédé de préparation aseptique. Des enregistrements (température et pression), la qualification d'équipement, la formation, ou encore les tests de remplissage aseptique (TRA) forment un réseau de preuves.

Les TRA, tests décrits dans les Bonnes Pratiques (BPF et BPPH), consistent en la simulation du procédé de préparation au moyen de bouillons de culture Trypticase Soja et Thioglycolate, dans les pires conditions pouvant être rencontrées en routine. Les échantillons sont ensuite soumis à l'essai de stérilité décrit dans la Pharmacopée Européenne.

Trois lots consécutifs, représentatifs de l'activité de routine, doivent satisfaire à cet essai pour que la série de TRA soit recevable.

Nos TRA reproduisant les procédés de préparation des flacons de MRP multidoses de Médecine Nucléaire Conventionnelle sont conformes. Ceux simulant la préparation des doses des patients à partir de ces flacons multidoses ont présenté 4 échantillons non stériles contre 164 stériles. Ces échantillons non conformes ont été conclus ininterprétables du fait d'une probabilité élevée de contamination après le test. Une nouvelle série de 3 lots de TRA sera prochainement reconduite, afin de satisfaire à la validation initiale du procédé.

Les tests de simulation de la préparation des doses de ^{18}F-Fluorodesoxyglucose, MRP destiné à la Tomographie par Emission de Positons, ont été satisfaisants et ont contribué à la qualification de l'automate répartiteur Trasis Unidose® (Trasis). Le procédé de répartition des doses fera désormais l'objet de validations périodiques : par un lot unique et conforme tous les ans (42).

Les TRA conformes constituent à la fois une preuve supplémentaire de la bonne maîtrise de la Zone à Atmosphère Contrôlée et de la gestion de l'air, ainsi que des procédures de nettoyage et protocoles de préparation des PRP satisfaisants du point de vue aseptique.

Cependant, les 3 lots de TRA n'ont pas été menés par un unique opérateur : ils ne peuvent donc pas faire office de validation de formation du personnel et habilitation. Ils ne témoignent pas non plus de bonnes conditions de stockage *a postériori* des préparations. De nombreuses preuves doivent compléter la validation du procédé de préparation aseptique, telles que les enregistrements quotidiens ou prélèvements particulaires et microbiologiques périodiques.

Les Tests de Remplissage Aseptique peuvent être étendus au domaine de la radiopharmacie et peuvent constituer une composante majeure de validation du procédé de préparation aseptique, à condition que leur mise en œuvre soit appuyée par un protocole clair, explicite, reproductible, et tenant compte de toutes les étapes critiques des protocoles de préparation.

ANNEXES

Oxidronate-^{99m}Tc (OSTEOCIS-^{99m}Tc) et DMSA-^{99m}Tc (RENOCIS-^{99m}Tc)

	Risque général	Risque de contamination microbiologique	F	G	D	C
Opérateur : Manipulateur formé Fréquence préparation : quotidienne	Fautes de protocole Fautes d'asepsie	Fautes d'asepsie	5	7	7	245
Prélèvement de ^{99m}TcO$_4^-$	Erreur de produit Faute d'asepsie Oubli	Faute d'asepsie	7	7	7	343
Prélèvement de sérum physiologique	Erreur de produit Faute d'asepsie Oubli	Faute d'asepsie	7	7	7	343
Transfert dans flacon trousse (flacon de préparation)	Erreur de flacon trousse Faute d'asepsie	Faute d'asepsie *1 percussion du flacon de préparation*	7	7	7	343
Retrait gaz pour éviter surpression/ Pas d'aiguille prise d'air	Jet dû à la surpression dans le flacon	Jet dû à la surpression dans le flacon	5	7	7	245
Conservation max 8 h au réfrigérateur	Conservation température ambiante Conservation > 8h Confusion avec autres préparations	Conservation > 8h	3	7	3	63
Préparation seringue pour CQ	Faute d'asepsie Oubli	Faute d'asepsie *1 percussion du flacon de préparation*	5	7	7	245
Préparation des seringues de patients *Max 12 seringues patients par préparation*	Erreur de préparation Erreur de dose Faute d'asepsie	Faute d'asepsie *12 percussions du flacon de préparation*	7	7	7	343
					Somme des criticités :	2170

Tableau 24 : Analyse AMDEC des risques de contamination microbiologique liés aux protocoles de préparations d'Oxidronate-^{99m}Tc (OSTEOCIS-^{99m}Tc) et de DMSA-^{99m}Tc (RENOCIS-^{99m}Tc)

Tetrofosmin-^{99m}Tc (MYOVIEW-^{99m}Tc)

	Risque général	Risque de contamination microbiologique	F	G	D	C
Opérateur : Manipulateur formé Fréquence préparation : quotidienne	Fautes de protocole Fautes d'asepsie	Fautes d'asepsie	5	7	7	245
Prélèvement de ^{99m}TcO$_4^-$	Erreur de produit Faute d'asepsie Oubli	Faute d'asepsie	7	7	7	343
Prélèvement de sérum physiologique	Erreur de produit Faute d'asepsie Oubli	Faute d'asepsie	7	7	7	343
Transfert dans flacon trousse (flacon de préparation)	Erreur de flacon trousse Faute d'asepsie	Faute d'asepsie *1 percussion du flacon de préparation*	7	7	7	343
Retrait gaz pour éviter surpression/ Utilisation d'aiguille prise d'air	Jet dû à la surpression dans le flacon	Jet dû à la surpression dans le flacon	3	7	7	147
Conservation max 8 h au réfrigérateur	Conservation température ambiante Conservation > 8h Confusion avec autres préparations	Conservation > 8h	3	7	3	63
Préparation seringue pour CQ	Faute d'asepsie Oubli	Faute d'asepsie *1 percussion du flacon de préparation*	5	7	7	245
Préparation des seringues de patients *Max 12 seringues patients par préparation*	Erreur de préparation Erreur de dose Faute d'asepsie	Faute d'asepsie *12 percussions du flacon de préparation*	7	7	7	343
					Somme des criticités :	2072

Tableau 25 : Analyse AMDEC des risques de contamination microbiologique liés au protocole de préparation de Tetrofosmin-^{99m}Tc (MYOVIEW-^{99m}Tc)

MAA-^{99m}Tc (PULMOCIS-^{99m}Tc)

	Risque général	Risque de contamination microbiologique	F	G	D	C
Opérateur : Manipulateur formé Fréquence préparation : quotidienne	Fautes de protocole Fautes d'asepsie	Fautes d'asepsie	5	7	7	245
Prélèvement de ^{99m}TcO$_4^-$	Erreur de produit Faute d'asepsie Oubli	Faute d'asepsie	7	7	7	343
Prélèvement de sérum physiologique	Erreur de produit Faute d'asepsie Oubli	Faute d'asepsie	7	7	7	343
Transfert dans flacon trousse (flacon de préparation)	Erreur de flacon trousse Faute d'asepsie	Faute d'asepsie *1 percussion du flacon de préparation*	7	7	7	343
Retrait gaz pour éviter surpression/ *Pas d'aiguille prise d'air*	Jet dû à la surpression dans le flacon	Jet dû à la surpression dans le flacon	5	7	7	245
Conservation max 12 h au réfrigérateur	Conservation température ambiante Conservation > 12h Confusion avec autres préparations	Conservation > 12h	3	7	3	63
Préparation seringue pour CQ	Faute d'asepsie Oubli	Faute d'asepsie *1 percussion du flacon de préparation*	5	7	7	245
Préparation des seringues de patients *Max 6 seringues patients par préparation*	Erreur de préparation Erreur de dose Faute d'asepsie	Faute d'asepsie *6 percussions du flacon de préparation*	7	7	7	343
				Somme des criticités :		2170

Tableau 26 : Analyse AMDEC des risques de contamination microbiologique liés au protocole de préparation de Macroagrégats d'albumine humaine–^{99m}Tc (PULMOCIS-^{99m}Tc)

Sestamibi-^{99m}Tc (STAMICIS-^{99m}Tc)

	Risque général	Risque de contamination microbiologique	F	G	D	C
Opérateur : Manipulateur formé Fréquence préparation : 2 fois /semaine	Fautes de protocole Fautes d'asepsie	Fautes d'asepsie	5	7	7	245
Prélèvement de ^{99m}TcO$_4^-$	Erreur de produit Faute d'asepsie Oubli	Faute d'asepsie	7	7	7	343
Prélèvement de sérum physiologique	Erreur de produit Faute d'asepsie Oubli	Faute d'asepsie	7	7	7	343
Transfert dans flacon trousse (flacon de préparation)	Erreur de flacon trousse Faute d'asepsie	Faute d'asepsie *1 percussion du flacon de préparation*	7	7	7	343
Retrait gaz pour éviter surpression/ Pas d'aiguille prise d'air	Jet dû à la surpression dans le flacon	Jet dû à la surpression dans le flacon	5	7	7	245
Chauffage au bain-marie à ébullition	Durée > 10mn Eau du bain non stérile Oubli	Faute d'asepsie	3	7	7	147
Conservation max 10 h au réfrigérateur	Conservation température ambiante Conservation > 10h Confusion avec autres préparations	Conservation > 10h	3	7	3	63
Préparation seringue pour CQ	Faute d'asepsie Oubli	Faute d'asepsie *1 percussion du flacon de préparation*	5	7	7	245
Préparation des seringues de patients *Max 12 seringues patients par préparation*	Erreur de préparation Erreur de dose Faute d'asepsie	Faute d'asepsie *12 percussions du flacon de préparation*	7	7	7	343
				Somme des criticités :		2317

Tableau 27 : Analyse AMDEC des risques de contamination microbiologique liés au protocole de préparation de Sestamibi-^{99m}Tc (STAMICIS-^{99m}Tc)

Examétazime-⁹⁹ᵐTc (CERESTAB-⁹⁹ᵐTc)

	Risque général	Risque de contamination microbiologique	F	G	D	C
Opérateur : Manipulateur formé Fréquence préparation : 1 à 2 fois /mois	Fautes de protocole Fautes d'asepsie	Fautes d'asepsie	5	7	7	245
Prélèvement de ^{99m}TcO$_4^-$	Erreur de produit Faute d'asepsie Oubli	Faute d'asepsie	7	7	7	343
Prélèvement de solution isotonique stérile	Erreur de produit Faute d'asepsie Oubli	Faute d'asepsie	7	7	7	343
Transfert dans flacon trousse (flacon de préparation)	Erreur de flacon trousse Faute d'asepsie	Faute d'asepsie *1 percussion du flacon de préparation*	7	7	7	343
Prélèvement de Chlorure de Cobalt	Erreur de produit Faute d'asepsie Oubli	Faute d'asepsie	5	7	7	245
Transfert dans la préparation	Erreur de préparation Faute d'asepsie	Faute d'asepsie *1 percussion du flacon de préparation*	7	7	7	343
Retrait gaz pour éviter surpression/ Pas d'aiguille prise d'air	Jet dû à la surpression dans le flacon	Jet dû à la surpression dans le flacon	5	7	7	245
Conservation max 5 h au réfrigérateur	Conservation température ambiante Conservation > 5h Confusion avec autres préparations	Conservation > 5h	3	7	3	63
Préparation seringue pour CQ	Faute d'asepsie Oubli	Faute d'asepsie *1 percussion du flacon de préparation*	5	7	7	245
Préparation des seringues de patients *Max 2 seringues patients par préparation*	Erreur de préparation Erreur de dose Faute d'asepsie	Faute d'asepsie *2 percussions du flacon de préparation*	5	7	7	245
		Somme des criticités :				2660

Tableau 28 : Analyse AMDEC des risques de contamination microbiologique liés au protocole de préparation d'Examétazime-^{99m}Tc (CERESTAB-^{99m}Tc)

Besilesomab-^{99m}Tc (SCINTIMUN-^{99m}Tc)

	Risque général	Risque de contamination microbiologique	F	G	D	C
Opérateur : Radiopharmacien formé Fréquence préparation : 1 à 2 fois /mois	Fautes de protocole Fautes d'asepsie	Fautes d'asepsie	7	7	7	343
Prélèvement de sérum physiologique	Erreur de produit Faute d'asepsie Oubli	Faute d'asepsie	5	7	7	245
Transfert dans Flacon n°2	Erreur de produit Faute d'asepsie Oubli	Faute d'asepsie	5	7	7	245
Prélèvement Flacon n°2	Erreur de produit Faute d'asepsie Oubli	Faute d'asepsie	5	7	7	245
Transfert dans Flacon n°1 (flacon de préparation)	Erreur de flacon trousse Faute d'asepsie	Faute d'asepsie *1 percussion du flacon de préparation*	5	7	7	245
Prélèvement de ^{99m}TcO$_4^-$	Erreur de produit Faute d'asepsie Oubli	Faute d'asepsie	7	7	7	343
Transfert dans Flacon n°1 (flacon de préparation)	Erreur de flacon trousse Faute d'asepsie	Faute d'asepsie *1 percussion du flacon de préparation*	7	7	7	343
Retrait gaz pour éviter surpression/ Pas d'aiguille prise d'air	Jet dû à la surpression dans le flacon	Jet dû à la surpression dans le flacon	5	7	7	245
Conservation max 3 h au réfrigérateur	Conservation température ambiante Conservation > 3h Confusion avec autres préparations	Conservation > 3h	3	7	3	63
Préparation seringue pour CQ	Faute d'asepsie Oubli	Faute d'asepsie *1 percussion du flacon de préparation*	5	7	7	245
Préparation des seringues de patients *Max 2 seringues patients par préparation*	Erreur de préparation Erreur de dose Faute d'asepsie	Faute d'asepsie *2 percussions du flacon de préparation*	5	7	7	245
					Somme des criticités :	2807

Tableau 29 : Analyse AMDEC des risques de contamination microbiologique liés au protocole de préparation de Besilesomab-^{99m}Tc (SCINTIMUN-^{99m}Tc)

^{18}F-Fludesoxyglucose (GLUCOTEP®)

		Risque général	Risque de contamination microbiologique	F	G	D	C
Mise en place du kit / Fréquence : quotidien	Ouverture du kit double emballage	Faute d'asepsie Filtre défectueux voire absent Oubli de retrait des capuchons Oubli (conservation du kit de la veille)	Faute d'asepsie Absence de filtration stérilisante Mauvais drainage de la tubulure Kit n'est plus stérile	5	7	7	245
	Connexion de la poche de NaCl	Erreur de produit Faute d'asepsie Oubli	Faute d'asepsie	5	7	7	245
Mise en place du flacon multidoses : retrait du « flip off », désinfection du septum et abaissement de l'aiguille		Faute d'asepsie Oubli (conservation du flacon vide de la veille)	Faute d'asepsie	9	7	7	441
Préparation des doses de patients		Dysfonctionnement de l'automate Erreur de dose Zone de remplissage de carpule non A	Faute d'asepsie	3	7	7	147
			Somme des criticités :				1078

Tableau 30 : Analyse AMDEC des risques de contamination microbiologique liés au protocole de préparation des doses de ^{18}F-FDG, avec l'appareil de répartition de doses Trasis Unidose® (53)

144

GLOSSAIRE

Article de conditionnement : « Tout élément utilisé lors du conditionnement d'une préparation, à l'exclusion de l'emballage destiné au transport » (Bonnes Pratiques de Préparation).

Carpule : Dispositif médical stérile destiné au conditionnement et à l'administration d'une dose de ^{18}F-Fludesoxyglucose.

Dose absorbée (D) : « Quantité d'énergie absorbée en un point par unité de matière (inerte ou vivante). Elle s'exprime en gray (Gy) » (Autorité de Sûreté Nucléaire).

Dose efficace (E) : « Somme des doses équivalentes pondérées délivrées par exposition interne et externe aux différents tissus et organes du corps mentionnés dans l'arrêté du 1er septembre 2003 définissant les modalités de calcul des doses efficaces et des doses équivalentes résultant de l'exposition des personnes aux rayonnements ionisants prévu à l'article R. 4451-16. L'unité de dose équivalente engagée est le sievert (Sv) » (Autorité de Sûreté Nucléaire).

Dose équivalente (HT) : « Produit de la dose absorbée dans un tissu ou un organe par un facteur de pondération tenant compte de l'effet biologique lié à la nature et à l'énergie du rayonnement. S'exprime en sievert (Sv) » (Autorité de Sûreté Nucléaire).

Facteur de Rétention R$_f$: « Rapport entre la distance séparant le point de dépôt du centre de la tâche et la distance parcourue par le front du solvant à partir du point de dépôt » (Pharmacopée Européenne).

Générateur radioélément : « Tout système contenant un radioélément parent déterminé servant à la production d'un radioélément de filiation, obtenu par élution ou par toute autre méthode et utilisé dans un médicament radiopharmaceutique » (Pharmacopée Européenne).

Gestion du Risque Qualité : « Processus systématique pour l'évaluation, la maîtrise, la communication et l'examen des risques en matière de qualité d'une substance active ou d'un médicament tout au long de son cycle de vie » (Bonnes Pratiques de Fabrication).

Gestion du risque : « Application systématique de la politique, des procédures et des pratiques de gestion de la qualité lors de l'appréciation, de la maîtrise, de la communication et de l'examen du risque » (Bonnes Pratiques de Fabrication).

Isolateur : « Equipement clos qui n'échange pas d'air non filtré ou de contaminants avec l'environnement adjacent et dont la stérilité est à assurer à l'intérieur. Il réalise une barrière physique étanche entre la préparation, le manipulateur et l'environnement » (Bonnes Pratiques de Préparation).

Libération paramétrique : « Système de libération propre à assurer que le produit est de qualité requise, sur la base des informations recueillies en cours de fabrication et de la conformité aux exigences spécifiques des

146

BPF en matière de libération paramétrique » (Bonnes Pratiques de Fabrication).

Logette : Compartiment de l'automate répartiteur Trasis Unidose® (Trasis) destiné à l'emplacement du flacon multidoses de ^{18}F-Fludesoxyglucose dans son container plombé.

Lot : « Quantité définie d'une matière première, d'un article de conditionnement, d'un produit fabriqué ou stérilisé en une série d'opérations telle qu'elle puisse être considérée comme homogène » (Bonnes Pratiques de Pharmacie Hospitalière).

Matière première à usage pharmaceutique : « Tout composant utilisé dans la réalisation d'une préparation » (Bonnes Pratiques de Préparation).

Médicament radiopharmaceutique : « Tout médicament qui, lorsqu'il est prêt à l'emploi, contient un ou plusieurs radioéléments (isotopes radioactifs), incorporés à des fins médicales » (Pharmacopée Européenne).

Pire cas ou « **worst case** » : « Condition ou ensemble de conditions englobant les circonstances et les limites opérationnelles supérieures et inférieures, dans les limites des procédures opératoires, comportant le plus grand risque de défaillance du produit ou du procédé comparé aux conditions idéales. Ces conditions n'entraînent pas nécessairement la défaillance du produit ou du procédé » (Bonnes Pratiques de Fabrication).

Précurseur radiopharmaceutique : « Tout radioélément produit pour le marquage d'une autre substance avant administration» (Pharmacopée Européenne).

Préparation aseptique en système clos : « Procédé de répartition aseptique permettant le prélèvement et le transfert d'un produit stérile vers un autre contenant stérile dans lequel les systèmes de fermeture des contenants et le matériel de transfert restent en place pendant toute la durée du processus de transfert, uniquement assuré par une aiguille stérile, une tubulure stérile ou tout autre dispositif de transfert stérile. Le transfert du produit stérile est réalisé de telle manière qu'il ne soit jamais en contact avec l'environnement » (Bonnes Pratiques de Fabrication).

Préparation magistrale : « Tout médicament préparé extemporanément au vu de la prescription destinée à un malade déterminé soit dans la pharmacie dispensatrice, soit, dans des conditions définies par décret, dans une pharmacie à laquelle celle-ci confie l'exécution de la préparation par un contrat écrit et qui est soumise pour l'exercice de cette activité de sous-traitance à une autorisation préalable délivrée par le représentant de l'Etat dans le département après avis du Directeur Régional des Affaires Sanitaires et Sociales » (article L.5121-1 du CSP).

Préparations injectables : « Solutions, émulsions ou suspensions stériles » (Pharmacopée Européenne).

Préparations parentérales : « Préparations stériles destinées à être injectées, perfusées ou implantées dans le corps humain ou animal » (Pharmacopée Européenne).

Préparations radiopharmaceutiques : « Médicaments qui, lorsqu'ils sont prêts à l'emploi, contiennent un ou plusieurs radioéléments (isotopes radioactifs), incorporés à des fins médicales » (Pharmacopée Européenne).

Processus / procédé : «Ensemble de moyens et d'activités liés qui transforment des éléments entrant en éléments sortant. Ces moyens peuvent inclure le personnel, les finances, les installations, les équipements, les techniques et les méthodes » (Bonnes Pratiques de Pharmacie Hospitalière).

Pureté Chimique : « Rapport exprimé en pourcentage, de la masse de matière présente sous la forme chimique indiquée, à la masse totale de matière contenue dans la source, exception faite des excipients et solvants éventuels » (Dossier de CNHIM).

Pureté Radiochimique : « Pour un radioélément donné, rapport, exprimé en pourcentage, de la radioactivité attribuable à la forme chimique indiquée à la radioactivité totale attribuable à ce radioélément dans la préparation radiopharmaceutique» (Pharmacopée Européenne).

Pureté Radionucléidique : « Pour un radioélément donné, rapport, exprimé en pourcentage, de la radioactivité attribuable à ce radioélément à la radioactivité totale de la préparation radiopharmaceutique» (Pharmacopée Européenne).

Qualification : « Opération destinée à démontrer qu'un matériel fonctionne correctement et donne réellement les résultats attendus » (Bonnes Pratiques de Préparation).

Radioactivité Spécifique : « Radioactivité d'un radioélément par unité de masse de l'élément ou de la forme chimique considérée » (Pharmacopée Européenne).

Radiopharmacie : « Domaine de la pharmacie relatif aux médicaments radiopharmaceutiques, générateurs, trousses, précurseurs tels que définis à l'article L.5121-1 du Code de la Santé Publique et, par extension, locaux de la pharmacie à usage intérieur, implantés dans un service de médecine nucléaire, affectés à la préparation et au contrôle de ces produits, ainsi qu'à leur livraison et leur stockage » (Bonnes Pratiques de Préparation).

Radiopharmacien : « Pharmacien assurant au sein d'une pharmacie à usage intérieur l'approvisionnement, la détention, la gestion, la préparation et le contrôle des médicaments radiopharmaceutiques, générateurs, trousses et précurseurs, ainsi que leur dispensation et répondant aux conditions de qualification et de formation prévues par l'arrêté du 1er décembre 2003 relatif aux qualifications et à la formation des pharmaciens utilisant des médicaments radiopharmaceutiques dans les établissements de santé et syndicats interhospitaliers » (Pharmacopée Européenne).

Radioprotection : « Ensemble des règles, des procédures et des moyens de prévention et de surveillance visant à empêcher ou à réduire les effets nocifs des rayonnements ionisants produits sur les personnes directement ou indirectement, y compris lors des atteintes portées à l'environnement » (Autorité de Sûreté Nucléaire).

Risque : « Combinaison de la probabilité d'apparition d'un dommage et de sa gravité » (Bonnes Pratiques de Fabrication, Guide ISO/IEC 51).

Salle propre : « Volume clos, réputé étanche, généralement en surpression, constitué d'un ou plusieurs locaux, où l'on devra assurer un contrôle et une maîtrise de la contamination particulaire, qu'elle soit vivante ou inerte » (Guide de l'Ultra-Propreté).

Source radioactive non scellée : « Source dont la présentation et les conditions normales d'emploi ne permettent pas de prévenir toute dispersion de matières radioactives » (Autorité de Sûreté Nucléaire).

Stérilité : « Absence de tout micro-organisme viable » (Bonnes Pratiques de Préparation).

Substances pour usage pharmaceutique : « Substances organiques ou inorganiques, quelles qu'elles soient, utilisées en tant que substances actives ou excipients pour la production de médicaments pour usage humain ou vétérinaire » (Pharmacopée Européenne).

Test de remplissage Aseptique « ou Media Fill Test » : Test au cours duquel le procédé de préparation aseptique est intégralement simulé avec des milieux de culture, en reproduisant les conditions extrêmes du procédé ou « worst cases ».

Trousse pour préparation radiopharmaceutique : « Toute préparation qui doit être reconstituée et/ou combinée avec des radioéléments dans le produit radiopharmaceutique final, généralement avant son administration » (Pharmacopée Européenne).

Validation : « Confirmation par examen et apport de preuves tangibles que la mise en œuvre ou l'utilisation de tout processus, procédure, produit, activité ou système permet réellement d'atteindre les résultats escomptés» (Norme ISO 9000 : 2005).

Validation de procédé : « Preuve documentée que le procédé, exploité dans le cadre de paramètres établis, est en mesure de fonctionner de manière efficace et reproductible en vue de produire un médicament conforme à ses spécifications et à ses attributs qualitatifs prédéfinis» (Bonnes Pratiques de Fabrication).

Zone contrôlée : « Zone dont l'accès et où le séjour sont soumis à une règlementation spéciale pour des raisons de protection contre les rayonnements ionisants et de confinement de la contamination radioactive » (Autorité de Sûreté Nucléaire).

Zone surveillée : « Zone faisant l'objet d'une surveillance appropriée à des fins de protection contre les rayonnements ionisants » (Autorité de Sûreté Nucléaire).

Zone à Atmosphère Contrôlée : « Zone constituée de locaux et/ou d'équipements dont les qualités microbiologique et particulaire de l'air sont maitrisées » (Bonnes Pratiques de Préparation).

LISTE DES ABREVATIONS

^{18}F-FDG : Fludesoxyglucose marqué au Fluor-18 ou ^{18}F-Fludesoxyglucose

^{99}Mo : Molybdène-99

^{99m}Tc : Technétium-99 métastable

AMM : Autorisation de Mise sur le Marché

ANSM : Agence Nationale de Sécurité du Médicament et des produits de santé

ASN : Autorité de Sûreté Nucléaire

BPF : Bonnes Pratiques de Fabrication

BPP : Bonnes Pratiques de Préparation

BPPH : Bonnes Pratiques de Préparation Hospitalière

Bq : Becquerel

CNHIM : Comité National Hospitalier d'Information sur le Médicament

CSP : Code de la Santé Publique

HEPA : High Efficiency Particulate Air

MFT : Media Fill Test

MNC : Médecine Nucléaire Conventionnelle

MRP : Médicament RadioPharmaceutique

OMS : Organisation Mondiale de la Santé

PCR : Personne Compétente en Radioprotection

PRC : Pureté RadioChimique

PRN : Pureté RadioNucléidique

PRP : Préparation RadioPharmaceutique

PSM : Poste de Sûreté Microbiologique

R_f : Facteur de Rétention

Sv : Sievert

TDM : Tomodensitométrie

TEP : Tomographie par Emission de Positons

TRA : Test de Remplissage Aseptique

USP: United States Pharmacopeia

ZAC : Zone à Atmosphère Contrôlée

BIBLIOGRAPHIE

(1) Direction Européenne de la Qualité du Médicament DEQM, Pharmacopée européenne 7.07. 2013.

(2) DRAME Néné Atta. Validation du contrôle des endotoxines bactériennes par la méthode au limulus amebocyte lysate (lal test). Application au vaccin amaril stabilisé. Thèse de doctorat : Pharmacie : Université de Dakar : 41.

(3) RINJARD P, GAILLANDRE A, GALLET F, et al. Le test LAL : guide pour l'essai des endotoxines bactériennes - rapport d'une commission SFSTP. STP Pharma Pratiques : 1994 ; vol. 4, n° 4, 07-08 233-264.

(4) COHEN Y, BAHRI F, BRUNEAU J, DUBUIS M, DUBUIS N, MERLIN L et al. La recherche des endotoxines dans les préparations radiopharmaceutiques—iii. validation du test limulus sur les préparations radiopharmaceutiques ; corrélation avec l'essai des pyrogènes sur le lapin. International Journal of Nuclear Medicine and Biology 1986 ; 12 (6) : 477-481.

(5) DARBORD J. C, DUMARTIN C, FACORAT C. Remplacement de l'essai sur lapin pour la recherche des substances pyrogènes par l'essai LAL de détection des endotoxines bactériennes. STP Pharma Pratiques 1994 ; Vol. 4, Issue 6 484-486.

(6) Ministère de la santé et des sports, Bonnes pratiques de fabrication. 2011.

(7) Agence Française de Sécurité Sanitaire des Produits de Sante AFSSAPS, Bonne pratiques de préparation. 2007.

(8) Direction de l'Hospitalisation et de la Sécurité des Soins, Bonnes pratiques de pharmacie hospitalière. 2001.

(9) Agence Française de Sécurité Sanitaire des Produits de Sante AFSSAPS, Bonnes pratiques de préparation à l'hôpital. 2002.

(10) Bureau pour la Connaissance des Marchés Industriels BCMI. Guide de l'ultra-propreté. Neuilly sur Seine : BCMI SA, 2002.

(11) TALON Damien. Gestion des risques dans une stérilisation centrale d'un établissement hospitalier. Thèse de doctorat : Génie industriel : École centrale Paris : 2011ECAP0007

(12) World Health Organization. Who expert committee on specifications for pharmaceutical preparations - who technical report series, no. 908 - thirty-seventh report. Genève : World Health Organization, 2003.

(13) GALY G, FRAYSSE M. Radiopharmacie et médicaments radiopharmaceutiques. Paris : Tec & Doc Lavoisier, 2012.

(14) Centre National Hospitalier d'Information sur le Médicament CNIHM. Médicaments radiopharmaceutiques : utilisation pratique. 2 édition, 26, 4-5 : Dossier du CNIHM : Revue d'évaluation sur le médicament, 2005.

(15) QUELVEN I, MONTEIL J, TAFANI JA. Les médicaments radiopharmaceutiques. Actualités Pharmaceutiques Hospitalières 2005 ; 1 (1) : 45-56.

(16) Laboratoire national Henri Becquerel. Mini-table de radionucléides 2007. Les Ulis : EDP Sciences, 2007.

(17) PAYOUX P, ALONSO M, ESQUERRE JP, TAFANI M. Les « nouveaux » radiopharmaceutiques. Médecine Nucléaire 2008 ; 32 (8) : 456-461.

(18) SEBIHI R, AZOUGAGH M, BENRAIS N. Assurance qualité du circuit des médicaments radiopharmaceutiques du service de médecine nucléaire de l'hôpital Ibn Sina de Rabat. Médecine Nucléaire 2012 ; 36 (10) : 518-529.

(19) Société Française de Pharmacie Clinique SFPC, Référenciel de radiopharmacie. 2000.

(20) DIAZ MP, APARICIO EE, RIZO OD, DIAZ RR, RODRIGUEZ CH. Administered activity optimization in ^{99m}Tc-Mag3 renography for adults. J Nucl Med Technol. 2003 ; Dec ; 31 (4) : 216-21.

(21) YU S. Review of F-FDG synthesis and quality control. Biomed Imaging Interv J 2006 ; 2 (4) : e57.

(22) BUNZL K, SCHIMMACK W. Effect of microbial biomass reduction by gamma-irradiation on the sorption of ^{137}Cs, ^{85}Sr, ^{139}Ce, ^{57}Co, ^{109}Cd, ^{65}Zn, ^{103}Ru, ^{95m}Tc and ^{131}I by soils. Radiat Environ Biophys 1988 ; 27 (2) : 165-176.

(23) STATHIS VJ, MILLER CM, DOERR GF, COFFEY JL, HLADIK WB. Effect of technetium Tc 99m pertechnetate on bacterial survival in solution. Am J Hosp Pharm 1983 ; 40 (4) : 634-637.

(24) SILVA CR, VALSA JO, CALDEIRA-DE-ARAUJO A, AMARAL A, BERNARDO-FILHO M. Evaluation of the cytotoxic and mutagenic potentiality of technetium-99m in Escherichi Coli. Cell. Mol. Biol. (Noisy-le-grand) 2002 ; 48 (7) : 783-787.

(25) MAHOUET-LABEDAN Françoise. Etude de la sensibilité du test limulus dans les préparations radiopharmaceutiques. Thèse d'exercice : Pharmacie : Paris 5 : 1986PARIS84

(26) DESRUET MD, BOLOT C, BOURREL F, FRANCOIS-JOUBERT A, COURET I, PELEGRIN M et al. Préparations magistrales en radiopharmacie : contraintes liées à la mise en place. Médecine Nucléaire 2010 ; 34 (11) : 620-624.

(27) SANCHEZ R, RAYO JI, SERRANO J, INFANTE J, DOMINGUEZ ML, GARCIA L et al. Difficultés et aspects à prendre en compte dans la production, l'utilisation et la distribution des nouveaux radiopharmaceutiques TEP. Médecine Nucléaire 2008 ; 32 (10) : 536-545.

(28) MERLIN L, BRUNEAU J, COHEN Y, MICHAUD T. La recherche des endotoxines dans les préparations radiopharmaceutiques—i. comparaison de l'hyperthermie du lapin après administration intraveineuse ou intrathécale d'endotoxine de référence. International Journal of Nuclear Medicine and Biology 1986 ; 12 (6) : 467-470.

(29) Institut National de Radioprotection et de Sûreté Nucléaire INRSN, www.inrs.com.

(30) International Commission on Radiological Protection, Recommendations of the international commission on radiological protection. ICRP Publication 60 (Users Edition). 1991.

(31) ELSINGA P, TODDE S, PENUELAS I, MEYER G, FARSTAD B, FAIVRE-CHAUVET A, et al.. Guidelines on current good radiopharmacy practice (cGRPP) for the small-scale preparation of radiopharmaceuticals. Eur J Nucl Med Mol Imaging. 2010 ; 37(5) 1049-62.

(32) Commissariat d'Energie Atomique LNHB, Guide d'utilisation et de contrôle qualité des activimètres. 2006.

(33) BIECHLIN M, LEGER S, VIAL F, DESRUET M. How to combine hygiene and radiation protection for radiopharmaceuticals preparation? Analysis in France and propositions. Nucl Med Commun 2007 ; 28 (11) : 876-878.

(34) MAIA S, NICOL B, ROULEAU A, GUILLOTEAU D, VAN DER MEE-MARQUET N. Contamination microbiologique en radiopharmacie : problématiques et mise en œuvre de contrôles dans le cadre d'une démarche qualité. Le Pharmacien Hospitalier 2008 ; 43 (172) : 11-17.

(35) DUEZ C, PONS-KERJEAN N, PAYCHA F, CALLANQUIN M. Mise en œuvre de procédures d'hygiène et de contrôles physiques et microbiologiques d'environnement au sein d'une unité de radiopharmacie. Annales Pharmaceutiques Françaises 2009 ; 67 (6) : 419-426.

(36) BRUEL D, DUEZ C, EBEL-LAO S, GARRIGUE H, LE MEUR C. Guide de surveillance de l'environnement des unités de préparation des médicaments radiopharmaceutiques de la société française de radiopharmacie. Le Pharmacien Hospitalier 2011 ; 46 (1) : 45-52.

(37) United States Pharmacopeial Convention. Usp36 nf31, 2013: u. s. pharmacopoeia national formulary. Rockville, Maryland, USA : United States Pharmacopeial, 2012.

(38) European Medecines Agency, Guideline on process validation. 2012.

(39) LEVIGOUREUX E, HOFFMAN A, BRUN J, AULAGNER G, BOLOT C. Manipulations de médicaments radiopharmaceutiques en enceinte blindée : mise en œuvre et validation de nouvelles procédures d'hygiène. Le Pharmacien Hospitalier et Clinicien 2012 ; 47 (2) : 106-115.

(40) Centre National Hospitalier d'Information sur le Médicament CNHIM, www.theriaque.org.

(41) WILLIAMS E, TALLEY R. The use of failure mode effect and criticality analysis in a medication error subcommittee. Hosp Pharm 1994 ; 29 (4) : 331-2, 334-6, 339.

(42) MARIE J, POUPOT B, AMOIGNON T, BOURNY E, CHEMTOB A, EUZEN A et al. Guide pratique pour la réalisation des tests de remplissage aseptique avec milieu de culture. S.T.P. Pharma pratigues 1988 ; 8 (1) : 18-26.

(43) O. CHANCEL. Tests de remplissage aseptique en pharmacie hospitalière : intérêts et limites. Gerpac 2011.

(44) SIRNA V, GARABOLDI L, PAPI S, MARTANO L, OMODEO SALE E, PAGANELLI G et al. Testing of microbial contamination during the preparation of the radiocompound [^{90}Y]dotatoc for clinical trials: a process validation study by media fill approach. Q J Nucl Med Mol Imaging 2010 ; 54 (5) : 553-559.

(45) LETELLIER C, Préparer, organiser et optimiser efficacement son programme media fill test : quelques pistes de réflexion. Cahier Pratique La Vague, Association pour les produits propres et stériles (A3P). 2012.

(46) TRISSEL LA, GENTEMPO JA, SAENZ LM, WOODARD MY, ANGELES CH. Effect of two work practice changes on the microbial contamination rates of pharmacy-compounded sterile preparations. Am J Health Syst Pharm 2007 ; 64 (8) : 837-841.

(47) MROZ C, MFT non conforme : la cinétique bactérienne au secours de l'investigation. Association pour les produits propres et stériles (A3P). 2009.

(48) BERTHELOT P, *Propionibacterium acnes* : bactérie émergente des infections du site opératoire ? Difficultés de mise en évidence et mesures de prévention en terme d'hygiène. Société Française d'Hygiène Hospitalière. 2007.

(49) ISANHART CM, MCCALL KL, KRETSCHMER D, GRIMES BA. Parenterals laboratory course to reduce microbial contamination rates in media fill tests performed by pharmacy students. Am J Pharm Educ 2008 ; 72 (2) : 27.

(50) TRISSEL LA, OGUNDELE AB, INGRAM DS, SAENZ CA, GENTEMPO JA. Using medium-fill simulation to establish a benchmark microbiological contamination rate for low-risk-level compounding. Am J Health Syst Pharm 2003 ; 60 (18) : 1853-1855.

(51) HUNG JC. The potential impact of USP general chapter <797> on procedures and requirements for the preparation of sterile radiopharmaceuticals.. Journal of Nuclear Medicine 2004 ; 45 (6) : 21N-6N.

(52) KAWAMURA K, ABE H. Consideration of media fill tests for evaluation and control of aseptic processes: a statistical approach to quality criteria. PDA J Pharm Sci Technol 2002 ; 56 (5) : 235-241.

(53) Manuel utilisateur Trasis. 2012.

(54) GE Healthcare UK Limited, Automated method for preparing technetium complexes, brevet ep 1937317 a2. 2008.

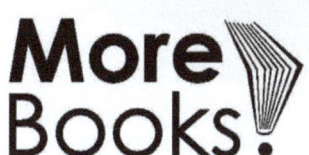
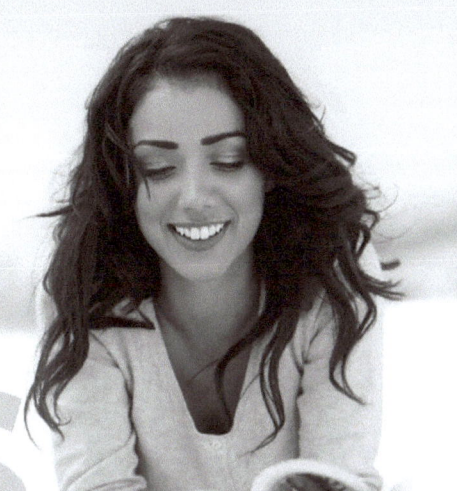 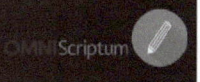